| 常见病预防与调养丛书 |

妊娠疾病
预防与调养

主编 李廷俊 郭 力

RENSHENJIBING
YUFANGYUTIAOYANG

中国中医药出版社
·北京·

图书在版编目（CIP）数据

妊娠疾病预防与调养 / 李廷俊，郭力主编 . —北京：中国中医药出版社，2016.9

（常见病预防与调养丛书）

ISBN 978 – 7 – 5132 – 3167 – 1

Ⅰ . ①妊…　Ⅱ . ①李…　②郭…　Ⅲ . ①妊娠病—防治

Ⅳ . ① R714.2

中国版本图书馆 CIP 数据核字（2016）第 017220 号

中国中医药出版社出版

北京市朝阳区北三环东路 28 号易亨大厦 16 层

邮政编码　100013

传真　010 64405750

三河市宏达印刷有限公司印刷

各地新华书店经销

开本 880×1230　1/32　印张 9.375　字数 264 千字

2016 年 9 月第 1 版　2016 年 9 月第 1 次印刷

书号　ISBN 978 – 7 – 5132 – 3167 –1

定价　28.00 元

网址　www.cptcm.com

社长热线　010 64405720

购书热线　010 64065415　010 64065413

微信服务号　zgzyycbs

书店网址　csln.net/qksd/

官方微博　http：//e.weibo.com/cptcm

淘宝天猫网址　http：//zgzyycbs.tmall.com

内容提要

本书介绍的常见妊娠疾病包括：妊娠剧吐、妊娠腹痛、妊娠腰痛、先兆流产、习惯性流产、异位妊娠、胎死不下、妊娠水肿、胎儿生长迟缓、羊水过多、先兆子痫与子痫、妊娠合并下肢抽筋疼痛、妊娠合并急性阑尾炎、妊娠合并高血压综合征、妊娠合并泌尿系感染、妊娠合并便秘、妊娠咳嗽、妊娠失音以及围产期痔疾等。

本书主要是向被妊娠期疾病所困扰的孕妇及其家属提供一些妊娠疾病的预防与调养知识，是妊娠期妇女家庭预防与调养妊娠疾病的必备参考书。

远离疾病，做自己的健康管家

我们每个人都希望自己健康长寿，然而"人吃五谷杂粮而生百病"，生老病死是客观的自然规律。在日常生活中，经常会有各种疾病找上门来，干扰我们的生活，甚至剥夺我们的生命。其实，生病就是疾病在生长！如果想要阻止疾病的生长，首先得知道生病的原因是什么，据此而预防疾病，调养身体。

从营养学的角度而言，人生病的原因可分为两大类：第一，各种细菌和病毒的入侵，比如感冒、流行病等；第二，不良生活方式导致的疾病，比如高血压、糖尿病等。无论是哪种原因，疾病都会导致人体细胞异常，继而发生各种不同的症状。从中医学的角度分析，人之所以会生病，主要有两方面原因：一是人自身抵抗力的下降——正气不足，二是外界致病因素过于强大——邪气过盛。在疾病过程中，致病邪气与机体正气之间的盛衰变化，决定着病机的虚或实，并直接影响着疾病的发展变化及其转归。"未雨绸缪"，"未晚先投宿，鸡鸣早看天"，凡事预防在先，这是中国人谨遵的古训。"不治已病治未病"是早在《黄帝内经》中就提出来的防病养生谋略，是至今为止我国卫生界所遵守的"预防为主"战略的最早思想，它包括未病先防、已病防变、已变防渐等多个方面的内容，这就要求人们不但要治病，而且要防病，不但要防病，而且要注意阻挡病变发生的趋势，并在病变未产生之前就想好能够采用的救急方法，这样才能达到"治病十全"的"上工之术"。

中医学历来重视疾病的预防。一是未病养生，防病于先：指未患病之前先预防，避免疾病的发生，这是老百姓追求的最高境界。二是欲病施治，防微杜渐：指在疾病无明显症状之前要采取措施，治病于初始，避免机体的失衡状态继续发展。三是已病早治，防止传变：指疾病已经存在，要及早诊断，及早治疗，防其由浅入深，或发生脏腑之间的传变。另外，还有愈后调摄、防其复发：指疾病初愈，正气尚虚，邪气留恋，机体处于不稳定状态，脏腑功能还没有完全恢复，此时机体或处于健康未病态、潜病未病态，或欲病未病态，故要注意调摄，防止疾病复发。要想拥有健康的身体，就要学会预防疾病，做到防患于未然。

鉴于此，我们组织编写了"常见病预防与调养丛书"，本丛书以"未病应先防，患病则调养"的理念，翔实地介绍了临床常见病的病因、病症和保健预防、调养等，帮助人们更加具体地了解常见疾病的相关知识。让广大读者远离疾病，做自己的健康管家！

"常见病预防与调养丛书"目前推出了临床常见病——糖尿病、高血压、高脂血症、肥胖症、脂肪肝、冠心病、妇科疾病、妊娠疾病、产后疾病、乳腺疾病、月经疾病、小儿常见病等疾病的预防与调养，未来还将根据读者需求，陆续出版其他常见病的预防与调养书册，敬请广大读者关注。

编者

2016 年 8 月

编写说明

　　妊娠期间的保养与调理，对女性的身体状况有着较为长远的影响。妊娠期间，女性生理及心理上都发生了很大的变化，因此这个时期的健康问题更应该得到重视，孕妇朋友们应科学地调养身体，以预防妊娠疾病的发生。

　　为了给广大孕妇及其家属适当分忧，我们组织编写了本书。本书介绍了调理妊娠疾病的中药方剂、药茶、药粥、药汤、保健菜肴以及其他的中医调养方法，如针灸、敷贴、按摩等，希望能为有需要的孕妇提供微薄的帮助。

　　全书涵盖了十九种常见病，针对各常见病所提供的调养方法均简单易行，有很强的实用性，可供广大孕妇及其家属学习和选择使用。需要注意，书中中药、针灸等方法需在医嘱下进行，本书仅作为辅助调理之用，若有病症发生应及时就医，积极配合治疗。

　　由于编者水平以及资料有限，本书尚有不足之处需改进，欢迎广大读者提出宝贵建议，以便再版时及时修订与完善。

编者

2016 年 8 月

目 录

一 / 妊娠剧吐 1

病 因 / 3

症 状 / 4

预 防 / 4

调 养 / 4

二 / 妊娠心烦 23

病 因 / 25

症 状 / 25

预 防 / 26

调 养 / 26

三 / 妊娠腹痛 35

病 因 / 37

症 状 / 38

预　防 / 39

调　养 / 39

四 / 妊娠腰痛　49

病　因 / 51

症　状 / 52

预　防 / 52

调　养 / 53

五 / 胎位不正　61

病　因 / 63

症　状 / 63

预　防 / 64

调　养 / 64

六 / 先兆流产　69

病　因 / 71

症　状 / 72

预　防 / 73

调　养 / 73

七 / 习惯性流产 87

病　因 / 89

症　状 / 90

预　防 / 90

调　养 / 91

八 / 异位妊娠 101

病　因 / 103

症　状 / 104

预　防 / 105

调　养 / 106

九 / 胎死不下 115

病　因 / 117

症　状 / 118

预　防 / 118

调　养 / 119

十 / 妊娠水肿 125

病　因 / 127

症　状 / 127

预　防 / 129

调　养 / 129

十一 / 胎儿生长迟缓 143

病　因 / 145

症　状 / 146

预　防 / 146

调　养 / 147

十二 / 羊水过多 157

病　因 / 159

症　状 / 160

预　防 / 160

调　养 / 161

十三 / 先兆子痫与子痫　167

病　因 / 169

症　状 / 170

预　防 / 170

调　养 / 171

十四 / 妊娠合并下肢抽筋疼痛　179

病　因 / 181

症　状 / 181

预　防 / 182

调　养 / 182

十五 / 妊娠合并急性阑尾炎　187

病　因 / 189

症　状 / 189

预　防 / 190

调　养 / 190

十六

妊娠高血压综合征 193

病　因 / 195

症　状 / 196

预　防 / 197

调　养 / 198

十七

妊娠合并泌尿系感染 207

病　因 / 209

症　状 / 210

预　防 / 211

调　养 / 212

十八

妊娠小便不通 219

病　因 / 221

症　状 / 221

预　防 / 222

调　养 / 222

十九 / 妊娠合并便秘 231

病　因 / 233

症　状 / 233

预　防 / 234

调　养 / 234

二十 / 妊娠咳嗽 243

病　因 / 245

症　状 / 245

预　防 / 246

调　养 / 246

二十一 / 妊娠失音 255

病　因 / 257

症　状 / 257

预　防 / 258

调　养 / 258

二十二／围产期痔疾　267

病　因 / 269

症　状 / 269

预　防 / 270

调　养 / 271

参考文献　281

一
· · · · · · · · · · · ·
妊娠剧吐

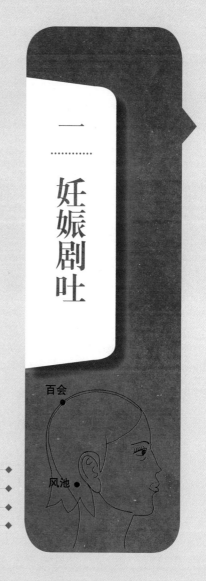

百会

风池

病因
症状
预防
调养

早孕时期，很多孕妇会出现头晕、倦怠、挑食、食欲不振、轻度恶心呕吐等症状，这些都属于早孕反应。早孕反应一般会在 12 周前后自然消失，不需要特殊调养。但少数孕妇的早孕反应比较严重，当恶心呕吐频繁，甚至不能进食，威胁孕妇生命时，称为妊娠剧吐。

中医上将妊娠剧吐归于"恶阻"范畴，也称为"子病""阻病"等。绝大多数患者经调养后预后良好，偶有个别患者因剧吐而死于酸中毒、肝功能衰竭等并发症。

病　因

妊娠剧吐的原因至今尚不清楚。

西医认为，本病的发生主要与体内激素作用机制和精神状态的平衡失调有关，如血中绒毛膜促性腺激素水平增高、肾上腺皮质功能降低、维生素 B_6 缺乏等。而心理因素可以触发并加重呕吐。

中医认为，本病的主要机理是冲气上逆、胃失和降。妊娠剧吐发生的关键是孕妇的体质因素以及脏腑功能失调。常见分型有胃虚型、肝热型、痰滞型等。

（1）胃虚型

怀孕之后，经血停闭，血聚冲任养胎，冲脉气盛，冲脉隶于阳明，若胃气素虚，胃失和降，冲气夹胃气上逆，则致恶心呕吐。

（2）肝热型

若患者平素性躁多怒，孕后血聚养胎，肝郁化热，肝血更虚，肝火愈旺，且冲脉气盛，冲脉附于肝，冲气夹肝火上逆犯胃，胃失和降，遂致恶心呕吐。

（3）痰滞型

脾阳素虚，痰饮内停，孕后经血壅闭，冲脉气盛，冲气夹痰饮上逆，以致恶心呕吐。

症 状

妊娠剧吐多见于年轻初孕妇。初期为早孕反应，之后逐渐加重直至难以进食，呕吐物为食物、胃液、胆汁，甚至带血。若严重呕吐无法进食会引起脱水及电解质紊乱，引起代谢性酸中毒。

患者体重明显减轻，皮肤干燥，面色苍白，脉搏细数，尿量减少，严重者会出现血压下降。病情进一步发展会出现血浆蛋白及纤维蛋白原急剧减少，出血倾向增加，从而引发骨膜下出血，甚至视网膜出血。病情继续恶化者，肝肾功能受损，会出现意识模糊，甚至昏迷。

预 防

为了预防妊娠剧吐的发生，在日常生活中，孕妇应注意饮食卫生，少吃多餐；多吃一些西瓜、生梨、甘蔗等水果；保持大便的通畅；保持情志的稳定与舒畅；居室尽量布置得清洁、安静、舒适；呕吐严重者，须卧床休息。

调 养

中药方剂

◎ **增液汤合苏叶黄连汤加减**

【材料】太子参 12 克，石斛 12 克，鲜生地黄 12 克，玄参 9 克，麦冬 9 克，紫苏叶 9 克，紫苏梗 9 克，北沙参 9 克，生甘草 6 克，五味子 5 克，黄连 3 克。神疲倦怠、精神萎靡者加西洋参 10 克；心烦恶心

者加芦根 15 克，姜竹茹 9 克；伴呕吐甚者服药前先在舌尖上滴数滴鲜
姜汁，随后服参茶；因呕吐不能进食导致气阴两虚者加吉林人参 3 克，
西洋参少量。

【制法】 将上述材料加清水早晚各煎煮 1 次，去渣取汁。

【服法】 每日 1 份。早晚各 1 次，温热口服。

【功效】 养阴和胃，清热止呕。适用于妊娠剧吐。

药茶

◎ 砂仁姜糖水

【材料】 砂仁 3 克，淡竹茹 10 克，大枣 3 枚，生姜 3 克，红糖
适量。

【制法】 将上述材料共加水 500 毫升煎煮，取汁约 300 毫升，加红
糖调味。

【服法】 随意服食。

【功效】 消食和胃，降逆止呕。适用于胃虚型妊娠呕吐。胃中嘈
杂、口渴口臭者慎用。

◎ 砂仁扁豆饮

【材料】 砂仁 9 克，白扁豆 30 克。

【制法】 将砂仁研成粉备用；白扁豆加 200 毫升水，煎取 120 毫升。

【服法】 每次服砂仁粉 3 克，以白扁豆汤 40 毫升送服。每日 3 次，
连用 3 日。

【功效】 温中和胃，降逆止呕。适用于妊娠剧吐。

◎ 生姜芦根饮

【材料】 生姜 20 克，芦根 30 克。

【制法】 将上述 2 种材料一起放入锅内，水煎，去渣取汁。

【服法】 每日 1 份，分 3 次服用，连用 5 ~ 7 日。

【功效】降逆止呕。适用于妊娠剧吐。

◎ 枇杷煎

【材料】鲜枇杷 100 克。

【制法】将鲜枇杷去皮，果肉与核共入锅中加水煎煮成汤。

【服法】喝汤吃果肉，1 次服完或分 2 次服用，连服 1 ～ 3 日。

【功效】和胃止呕，润肺止咳，生津止渴。适用于妊娠剧吐。

◎ 乌梅饮

【材料】乌梅肉 12 克，生姜 9 克，红糖适量。

【制法】将上 3 味材料共加水 350 毫升，煎取 150 毫升。

【服法】每日 4 次，每次服 20 毫升。

【功效】和胃止呕。适用于妊娠剧吐。呕吐清水、痰涎者不宜用。

◎ 益胃汤

【材料】沙参、玉竹、麦冬、生地黄各 15 克，冰糖 30 克。

【制法】将上述材料（除冰糖外）用水煎煮取汁，最后加入冰糖。

【服法】每日 1 份。

【功效】益气养阴，和胃止呕。适用于妊娠剧吐。胸闷口腻、带下黄稠且腥臭、舌苔黄腻者慎用。

◎ 竹茹饮

【材料】淡竹茹 15 克，蜂蜜适量。

【制法】将淡竹茹加水 60 毫升，煎取 30 毫升。

【服法】兑入蜂蜜后服用，每日 1 份，分数次服用。

【功效】抑肝和胃，养阴生津。适用于妊娠剧吐。

◎ 苏姜陈皮茶

【材料】紫苏梗 6 克，陈皮 3 克，生姜 2 克，红茶 1 克。

【制法】 将紫苏梗、陈皮、生姜 3 味材料剪碎，与红茶一同用沸水冲泡，加盖闷 10 分钟。

【服法】 不拘时代茶温饮，每日 1 份。

【功效】 理气和胃，降逆安胎。适用于妊娠剧吐。

◎ 甘蔗生姜茶

【材料】 甘蔗汁 150 克，生姜汁数滴。

【制法】 将甘蔗汁倒入茶杯中，滴入几滴生姜汁，调匀。

【服法】 代茶饮。

【功效】 滋阴养胃，和中止呕。适用于妊娠剧吐。

◎ 妊娠止酸茶

【材料】 紫苏梗 5 克，黄芩 10 克。

【制法】 将以上 2 味材料加沸水 300 克冲泡，加盖闷 3 小时。

【服法】 代茶饮。

【功效】 理气安胎，和胃止呕。适用于妊娠剧吐。

◎ 苏叶生姜茶

【材料】 紫苏叶 5 克，生姜数片。

【制法】 将紫苏叶揉碎，与生姜一同用沸水冲泡。

【服法】 代茶频饮。

【功效】 理气和胃安胎。适用于妊娠剧吐。

◎ 橘皮竹茹茶

【材料】 橘皮 5 克，竹茹 10 克。

【制法】 将以上 2 味材料切碎，沸水冲泡。

【服法】 代茶频饮。

【功效】 理气和胃，降逆安胎。适用于妊娠剧吐。

◎ 黄连苏叶茶

【材料】 黄连 3 克，紫苏叶 8 克。

【制法】 将黄连捣碎，紫苏叶切碎，同用沸水冲泡，加盖闷 10 分钟。

【服法】 代茶频饮。

【功效】 清热燥湿，发表散寒，泻火解毒。适用于妊娠剧吐。

药粥

◎ 鲫鱼砂仁白术粥

【材料】 鲫鱼 4 条（约重 150～200 克），白术 15 克，砂仁 3 克，粳米 50 克。

【制法】 将白术、砂仁洗净后加 200 毫升水，煎取 100 毫升。将鲫鱼去鳞、鳃及内脏后洗净，与粳米同煮为粥，最后加入药汁搅匀，调味。

【用法】 每日 1 次，连服 3～5 日。

【功效】 益气健脾，和胃降逆。适用于妊娠剧吐。

◎ 竹茹豆豉粥

【材料】 青竹茹 15 克，淡豆豉 10 克，粳米 60 克。

【制法】 先加水煮淡豆豉、青竹茹，去渣取汁，再用此汁将粳米煮成粥。

【服法】 温热服用，每日 2 次。

【功效】 清热除烦，和胃止呕。适用于妊娠剧吐。胃寒呕吐者禁用。

◎ 橄榄粥

【材料】 橄榄肉 10 个，白萝卜 1 个，粳米 100 克，白糖 100 克，清水 1000 毫升。

【制法】 将橄榄肉及白萝卜洗净，分别切成米粒状碎块；粳米淘净后加清水烧沸，待米粒软化后加入橄榄肉、白萝卜一起熬煮成粥，熟后加入白糖。

【服法】 随意服食。

【功效】 清热解毒，生津止渴，清肺利咽。适用于妊娠剧吐。

◎ 鲤鱼粥

【材料】 鲤鱼1尾（约重250克），粳米100克，赤小豆50克，麻油10克，葱花10克，生姜末10克，黄酒5克，精盐3克，味精3克。

【制法】 去掉粳米中的杂质，与赤小豆分别浸泡过夜，并用清水淘洗干净。将鲤鱼去鳞、鳃及内脏，用水洗净后直接放入锅中，加适量的清水、黄酒、葱花、生姜末、精盐煮至鱼肉熟烂，用汤筛滤去鱼刺。在鱼汤锅内加入浸透的粳米、赤小豆，调整一下水量，用小火煮至米、豆熟烂，撒上味精，淋上麻油即可。

【服法】 早晚餐食用。

【功效】 催乳健胃，安胎止呕。适用于妊娠剧吐。

◎ 麦冬生地粥

【材料】 鲜麦冬汁50克，鲜生地黄汁50克，薏苡仁15克，生姜10克，粳米100克。

【制法】 将薏苡仁、生姜洗干净，粳米淘洗干净。将薏苡仁、生姜与粳米一同放入砂锅，加水1000克，用大火烧开后再转用小火熬煮成稀粥。最后下麦冬汁与生地黄汁，调匀，稍煮即成。

【服法】 日服2次，空腹食用。

【功效】 安胎，降逆，止呕。适用于妊娠剧吐。

◎ 芦根竹茹粥

【材料】 鲜芦根100～150克，竹茹15～20克，生姜2片，粳米100克。

【制法】 将鲜芦根洗净切段，与竹茹一同加水煎汁，去渣，备用。将粳米淘洗干净，备用。将上述备用材料一同煮粥，临熟时加入生姜稍煮即成。

【服法】 日服 2 次，3 ~ 5 日为 1 个调养周期。

【功效】 清热，除烦，生津，止吐。适用于妊娠剧吐。胃寒呕吐、肺寒咳嗽者不宜服用。

◎ 木耳大枣粥

【材料】 黑木耳 30 克，大枣 10 枚，冰糖 20 克，粳米 100 克。

【制法】 将黑木耳放入冷水中泡 24 小时，摘去蒂，用清水洗净后撕成小块。将大枣用温水泡软，洗净。将粳米用清水淘洗干净。锅置大火上，放入清水适量，烧沸后下粳米、大枣，再烧沸后改小火，并放入黑木耳、冰糖慢炖成粥即成。

【服法】 早晚餐食用。

【功效】 补气健脾止呕。适用于妊娠剧吐。

◎ 银耳豉汁粥

【材料】 银耳 15 克，豉汁 30 克，粳米 50 克。

【制法】 将银耳用冷水泡发，洗净，备用。将粳米淘洗干净，加水煮粥。煮至半熟时加入泡发好的银耳，继续煮至粥稠时加入豉汁，稍沸即成。

【服法】 早晚餐食用。

【功效】 滋阴润肺，养胃止呕。适用于妊娠剧吐。

药汤

◎ 米醋鸡蛋止呕汤

【材料】 鸡蛋 1 个，米醋 50 克，白糖 15 克。

【制法】 将鸡蛋打入碗内，搅匀，加入白糖、米醋，再搅拌均匀。

将鸡蛋倒入适量沸水中煮沸即成。

【服法】每日食用1次，3~5日为1个调养周期。

【功效】健胃消食，降逆止呕，适用于胃虚型妊娠剧吐。

◎ 蘑菇莼菜汤

【材料】鲜蘑菇50克，莼菜250克，熟冬笋50克，香菇50克，鲜番茄、绿叶菜各40克，素鲜汤500克，植物油25克，麻油10克，黄酒、精盐、味精、生姜末各适量。

【制法】将莼菜开瓶后沥去卤汁，用沸水浸泡后捞出沥干。将香菇、熟冬笋、蘑菇切成细丝。鲜番茄、绿叶菜洗净，切成片。锅内放入油烧至五成热，加入素鲜汤、香菇、熟冬笋、蘑菇、莼菜、番茄烧开后，再放入精盐、味精、生姜末、黄酒，投入绿叶菜略煮一下，最后淋上麻油装入汤碗即成。

【服法】佐餐食用。

【功效】清热和胃止呕。适用于妊娠剧吐。

◎ 冬瓜鲤鱼羹

【材料】鲤鱼1条（约重350克），冬瓜500克，精盐、味精、酱油、麻油各适量。

【制法】将鲤鱼去鳞、鳃及内脏，洗净后切成方块放入锅内，加水适量，烧开后撇去浮沫，将鱼捞出。将冬瓜洗净切块，放入锅内煮熟后，放入鱼块、麻油继续煮。煮至鱼熟烂时，调入精盐、酱油、味精、麻油拌匀，稍煮片刻即可。

【服法】佐餐食用。

【功效】益气和胃，除烦止呕。适用于妊娠剧吐。

◎ 鳝鱼鸡肉汤

【材料】鳝鱼丝50克，鸡肉丝15克，鸡蛋1只，面筋20克，黄酒、葱、生姜、醋、酱油、胡椒粉、鲜汤、鳝鱼汤、麻油、精盐、味精、湿淀粉各适量。

【制法】 在锅中放入鲜汤和鳝鱼汤各一碗，烧开后放入鳝鱼丝、鸡丝、面筋条，加入酱油、醋、葱、生姜、精盐。烧好后倒入鸡蛋液成花，并用湿淀粉勾芡。烧沸后盛入碗中，撒上胡椒粉、味精、麻油即成。

【服法】 佐餐食用。

【功效】 补气止呕。适用于妊娠剧吐。

◎ 枇杷银耳汤

【材料】 新鲜枇杷 150 克，水发银耳 100 克，白糖适量。

【制法】 将新鲜枇杷去皮、去籽，用清水洗净后切小片待用。将水发银耳用温水浸泡半小时，去杂、洗净后放入碗内并加少量清水，上笼蒸至银耳黏滑至熟。在煮锅中放入清水，大火煮沸后放入银耳。再次烧沸后放入枇杷片、白糖，煮沸后装入大汤碗即成。

【服法】 佐餐食用。

【功效】 除烦止呕，清热润肺。适用于妊娠剧吐。

◎ 酸辣木耳鸡蛋汤

【材料】 鸡蛋 2 个，黑木耳 25 克，香菜 15 克，红辣椒 1 个，酱油 15 克，素鲜汤 200 克，香醋、精盐、淀粉、麻油各适量。

【制法】 将鸡蛋打入碗内，用筷子搅匀。将黑木耳、香菜拣洗干净，切成 1.7 厘米长的段。将红辣椒洗净，切两半去籽瓤。汤锅上火，加入素鲜汤，下辣椒、精盐、酱油、醋，烧至汤稍有辣味后，将辣椒捞出，撇去浮沫，打入鸡蛋。烧沸后起锅盛入碗内，撒上香菜，淋上麻油即成。

【服法】 佐餐食用。

【功效】 滋阴活血，开胃止呕。适用于妊娠剧吐。

◎ 菠萝鸡片汤

【材料】 鸡脯肉 150 克，菠萝 250 克，生姜丝、黄酒、麻油、精盐、干淀粉各少许。

【制法】 将菠萝削皮后用盐水浸泡片刻，切成扇形片。将鸡脯肉片成薄片，用精盐、黄酒、干淀粉各少许拌匀上味。将炒锅置于小火上，放油烧热后下生姜丝炒片刻，放入鸡片用大火翻炒几下，加菠萝片再炒几下。放精盐、清水，盖好锅盖，待汤烧开后淋上麻油，盛入大汤碗内即成。

【服法】 佐餐食用。

【功效】 健胃止呕，滋阴养血。适用于妊娠剧吐。

保健菜肴

◎ 豆蔻生姜肉片

【材料】 白豆蔻 3 克，生姜 6 克，猪瘦肉 60 克，食用油适量。

【制法】 将白豆蔻研为末，生姜洗净切丝，猪肉洗净切片。炒锅内放少许食用油，油热后放肉丝、食盐少许，翻炒至临熟时放白豆蔻末、生姜丝，炒匀入盘。

【服法】 佐餐食用。

【功效】 健脾和胃，降逆。适用于妊娠剧吐。

◎ 清蒸鲈鱼

【材料】 鲈鱼 1 条（约重 250 克），砂仁 12 克，生姜 9 克，食盐适量。

【制法】 将鲈鱼洗净，砂仁捣碎，生姜洗净后切成细粒。将捣碎的砂仁和生姜细粒纳入鱼腹，并放于碗中，加入少许水和食盐后蒸熟即可。

【服法】 佐餐食用。

【功效】 理气和胃，止呕。适用于妊娠剧吐。

◎ 山药炒肉片

【材料】 鲜山药 100 克，瘦肉 50 克，生姜丝 5 克，食盐、植物油、葱、黄酒适量。

【制法】 将山药洗净，去皮切片。将猪瘦肉洗净，切成肉片，拌入黄酒、葱段，备用。炒锅内放入植物油，油烧热时放入肉片、山药片，煸炒至将熟时加入盐及姜丝，再加少量开水焖 2 ~ 3 分钟即可。

【服法】 佐餐，常服食。

【功效】 健脾和胃，温中止呕。适用于胃虚型妊娠剧吐。

◎ 糖醋萝卜

【材料】 鲜嫩小萝卜 500 克，白糖 30 克，香醋 20 毫升，麻油 20 毫升，精盐 0.5 克，味精 0.5 克，白酱油少许。

【制法】 将小萝卜去头、去根洗净，沥净水分后平放于案板上，切成两半并用刀背轻拍，放入盘内备用。将白糖、精盐、味精、香醋、麻油、白酱油调成卤汁，浇在萝卜上即可食用。

【服法】 随意服食。

【功效】 消食顺气，化痰止呕，散瘀解毒。适用于妊娠剧吐。

◎ 凉拌藕丝

【材料】 鲜藕 250 克，山楂糕 50 克，醋、白糖、味精、香油适量。

【制法】 将藕洗净、去皮、切成丝，入沸水中烫透，捞出用凉开水浸凉，沥净水分备用。将山楂糕切成丝。藕丝置于盘中，上面放山楂糕丝，浇上用白糖、醋、味精、香油调成的卤汁拌匀即成。

【服法】 佐餐或随意服食。

【功效】 清热生津，凉血止血，和胃止呕。适用于妊娠剧吐。

◎ 鸡油香菇

【材料】 香菇 125 克，水发玉兰片 4 片，鲜汤 300 克，湿淀粉 15 克，精盐 2 克，黄酒 10 克，鸡油 20 克。

【制法】 将香菇放入盆内加清水浸泡 1 小时左右，剪去根部后用清水冲洗干净。将水发玉兰片用刀刻成 4.5 厘米长、1.3 厘米宽、0.3 厘米厚的麦穗形花刀片，共刻 4 片。炒锅上火，注入鸡油，随即加入一半的鲜汤和精盐、黄酒和香菇，在微火中煨至香菇糯软时倒入漏勺中，滗净汤汁。锅中再注入另一半鲜汤、精盐、黄酒，放入玉兰片和香菇，烧开后用湿淀粉勾芡，最后淋入鸡油即成。

【服法】 佐餐食用。

【功效】 行气健脾，降逆止呕。适用于妊娠剧吐。

◎ 生姜鱼丝

【材料】 草鱼中段 500 克，鲜生姜 30 克，鸡蛋清 1/2 只，植物油 40 克，精盐、味精、胡椒粉、黄酒、鲜汤、淀粉各适量。

【制法】 将生姜洗净切片后，再改切成丝待用。将草鱼一劈两片，再去鱼皮和鱼骨，将鱼肉切成鱼丝。把鱼丝放在盛器内，加入鸡蛋清、精盐、味精、胡椒粉、干淀粉拌匀上浆。炒锅上火，放油烧至四成热后下鱼丝，并用勺划散，待鱼丝炒熟后倒入漏勺沥油。锅内留底油，下生姜丝煸炒一会儿，加入黄酒、鲜汤、精盐、味精及鱼丝烧开后，用湿淀粉勾芡，最后淋少许热油翻匀即成。

【服法】 佐餐食用。

【功效】 止呕安胎。适用于妊娠剧吐。

◎ 砂仁豆腐

【材料】 砂仁粉 3 克，鲜豆腐 250 克，牛肉末 10 克，毛虾 10 克，葱花 3 克，生姜末 2 克，麻油 5 克，酱油 3 克，味精 3 克，淀粉 10 克，植物油适量。

【制法】 将毛虾用温水洗净，沥干。将豆腐切成 1 厘米见方的小块，放入八成热的油锅中炸一下，捞出备用。锅内留底油，下牛肉末、葱花、生姜末、毛虾翻炒至肉末断生，放入酱油、味精、豆腐丁、砂仁粉，待开锅后用湿淀粉勾芡，最后淋上麻油出锅即成。

【服法】 佐餐食用。

【功效】 健脾宽中，消食止呕，行气安胎。适用于妊娠剧吐。

◎ 砂仁蒸鲫鱼

【材料】 鲫鱼 1 条（约重 450 克），砂仁 5 克，生姜 10 克，葱 2 根，精盐、植物油、酱油、味精各适量。

【制法】 将砂仁去外壳，砂仁肉洗净，打碎。将生姜去外皮，用清水洗净，切成丝。将葱去须及老黄叶，洗净，切成小段。将鲫鱼去鳞、鳃及内脏，放入清水中洗净。拭干鱼肚内的水分，将砂仁放入鱼肚内，在鱼身上洒上植物油、精盐、生姜丝及葱段，隔水蒸熟即成。

【服法】 佐餐食用。

【功效】 安胎止呕。适用于妊娠剧吐。

针灸法

◎ 艾灸

【取穴】 内关穴。

【取法】 正坐或仰卧，仰掌，掌后第一横纹正中（大陵穴）直上 2 寸，掌长肌腱与桡侧腕屈肌腱之间为本穴。

【方法】 以艾条灸内关穴，每日 1 ～ 2 次，晨起后效果更佳。

【功效】 温中止呕。适用于妊娠剧吐。

◎ 灯火灸

【取穴】 内关、足三里、中脘、脾俞、阴陵泉、关元、太冲穴。

【取法】 内关：正坐或仰卧，仰掌，掌后第一横纹正中（大陵穴）直上 2 寸，掌长肌腱与桡侧腕

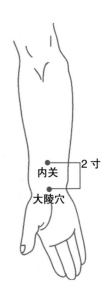

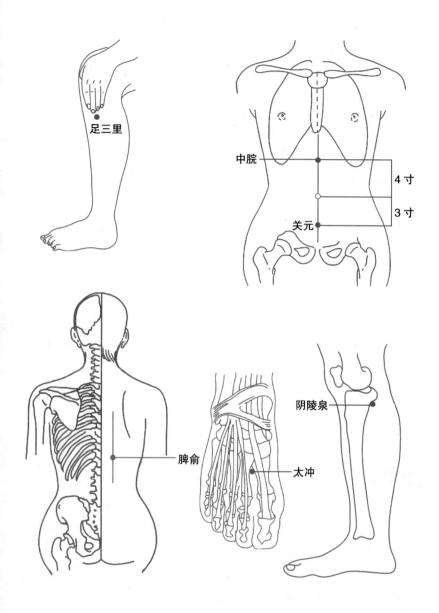

屈肌腱之间为本穴；足三里：正坐屈膝，以患者本人手按在膝盖上，食指抚于膝下胫骨，中指指尖处为本穴；中脘：仰卧，前正中线上，脐中上 4 寸处为本穴；脾俞：俯卧，第十一胸椎棘突下，旁开 1.5 寸处为本穴；阴陵泉：正坐屈膝或仰卧，于膝部内侧，胫骨内侧髁后之间的凹陷

处为本穴；关元：仰卧，前正中线上，脐中下 3 寸处为本穴；太冲：正坐或仰卧，于足背第一、二跖骨之间，跖骨底结合部前方凹陷处，踇长伸肌腱外缘处为本穴。

【方法】 用明灯爆灸法，每日施灸 1 次，每穴 1 壮，10 日为 1 个调养周期。

【功效】 健脾和胃，降逆止呕。适用于胃虚型妊娠剧吐。忌食生冷食物，适当增加营养。

拔罐法

◎ 拔罐

【取穴】 中脘穴。

【取法】 仰卧，前正中线上，脐中上 4 寸处为本穴。

【方法】 取中脘穴，用抽气罐操作。饭前实施，拔罐后立即进食，饭后 15 ~ 20 分钟放去负压取下罐具。

【功效】 适用于妊娠剧吐。

按压法

◎ 法一

【取穴】 内关穴。

【取法】 正坐或仰卧，仰掌，掌后第一横纹正中（大陵穴）直上 2 寸，掌长肌腱与桡侧腕屈肌腱之间为本穴。

【方法】 晨起在内关穴轻轻揉按 20 次，并做 20 次深呼吸，深吸气时不要用力过猛，呼气呼到舒服为止，坚持 1 周。

【功效】 适用于妊娠剧吐。

◎ 法二

【取穴】 内关、膈俞、足三里、公孙、太冲、肾俞穴。

【取法】 内关：正坐或仰卧，仰掌，掌后第一横纹正中（大陵穴）直上2寸，掌长肌腱与桡侧腕屈肌腱之间为本穴；膈俞：俯卧，第七胸椎棘突下，旁开1.5寸处为本穴；足三里：正坐屈膝，以患者本人手按在膝盖上，食指抚于膝下胫骨，中指指尖处为本穴；公孙：正坐垂足或仰卧伸直下肢，于足大趾内侧后方，第一跖骨基底内侧的前下方，距太白穴1寸处为本穴；太冲：正坐或仰卧，于足背第一、二跖骨之间，跖骨底结合部前方凹陷处，踇长伸肌腱外缘处为本穴；肾俞：俯卧，先取命门穴（与脐相对），命门旁开1.5寸处为本穴。

【方法】 用指端轻轻按揉内关穴50次，膈俞、肾俞穴各100次；继按压足三里穴1～2分钟，手法较之前略重，并循按足阳明胃经数遍；再按揉公孙穴、太冲穴各100次，手法重于足三里穴。

【功效】 和胃止呕。适用于妊娠剧吐。

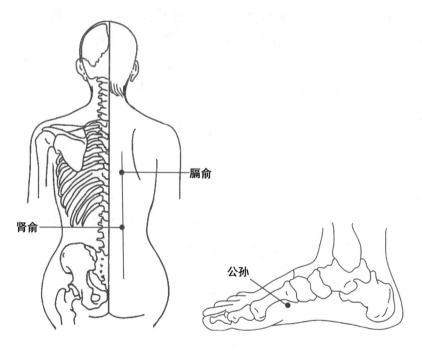

膈俞

肾俞

公孙

敷贴法

◎ 法一

【组方】 刀豆子5个，白豆蔻3克，生姜汁、生紫苏叶汁、生萝卜汁各1小杯。

【用法】 先将刀豆子、白豆蔻共碾碎成细末，再取生姜汁、生紫苏叶汁、生萝卜汁与药末拌匀，捣成膏状，备用。取药膏加黄酒适量炒热，并趁热将药膏敷贴于患者脐孔上，外以纱布覆盖，并用胶布贴紧。每日更换1次，1～2次后呕吐即缓解，如未愈再敷至症状消失为止。

【功效】 健脾和胃，降逆止呕。适用于妊娠剧吐。

◎ 法二

【组方】 刀豆壳（烧灰存性）10克，鲜生姜汁1小杯，米醋适量。

【用法】 先取生姜捣烂绞汁1小杯，再取刀豆壳烧灰研为细末。将姜汁加入刀豆壳灰中调匀，掺入米醋适量制成膏备用。取如红枣大小的药膏1块，贴于患者脐孔上，盖以纱布，并用胶布固定。每日贴膏1～3次。

【功效】 和胃降逆止呕。适用于妊娠剧吐。

◎ 法三

【组方】 吴茱萸9克，黄连6克。

【用法】 将上2味组方材料一同炒熟，以纱布包裹好，温熨于脐部。凉后再炒，每次温敷5分钟，每日2次。

【功效】 适用于妊娠剧吐。

吸入法

◎ 香开蒸气法

【组方】 紫苏叶、藿香各3克，陈皮、砂仁各6克，鲜芫荽（俗名香菜）1把。

【用法】将鲜芫荽、紫苏叶、藿香、陈皮、砂仁入锅煮沸后，倒入大壶内。使用时，将壶口对准患者鼻孔，熏鼻。注意避免烫伤。

【功效】适用于妊娠剧吐。

药枕法

◎ 益气枕

【组方】人参叶 250 克，黄精、丹参、茯苓、黄芪各 200 克，生白术 150 克。

【用法】将上述组方材料烘干、研成细末，混合均匀后装入枕芯制成枕头。

【功效】适用于妊娠剧吐。

♥ 爱心小贴士

妊娠剧吐患者应如何调节心理？

妊娠剧吐是妇女怀孕期间的一种常见现象。引起妊娠剧吐的因素有很多，而心理因素是其中很重要的一点。不良的心理因素会改变中枢神经系统的功能状态，使得呕吐中枢过度兴奋而引发妊娠剧吐。主要的心理因素包括以下几种：

（1）孕妇对分娩恐惧

一些孕妇受到其他人分娩痛苦说法的影响，又或者本身惧怕疼痛，将会形成一种对分娩的严重恐惧心理，从而较易引起妊娠剧吐的发生。

（2）孕妇对小孩的厌恶

部分女性并没有准备好迎接新的生命，甚至对生孩子有抵抗情绪。在这种不良情绪的影响下，妊娠剧吐的发生概率将大大增加。

（3）孕妇对哺乳的焦虑

一些自我适应能力较差的孕妇会对将来哺育孩子产生心理负担，从而形成焦虑不安的情绪反应，也可能引起妊娠剧吐。

（4）孕妇对生产后自己的生活和工作有所顾虑

一些孕妇对孩子出生后自己的生活与工作问题存在担心和顾虑，有较大的心理负担，这也容易引发妊娠呕吐。

调养妊娠剧吐的关键在于医生、患者与家属的密切合作。医生要体贴关怀，患者要密切配合，家属要贴心关照。调养过程中，解释、说理、安慰、暗示会产生一定的效果。

二

妊娠心烦

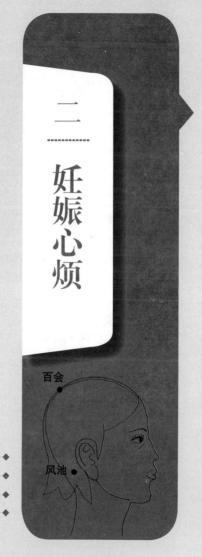

百会

风池

病因
症状
预防
调养

妊娠期间，孕妇出现烦闷不安、郁郁不乐，或烦躁易怒等症状，称为妊娠心烦，中医称之为"子烦"。

病　因

引起本症的原因主要是火热乘心、神明不宁，所谓"无热不成烦"。其可分为阴虚火旺型、痰火内蕴型、肝经郁火型。

（1）阴虚火旺型

素体阴血不足，孕后血聚养胎，阴血不足益甚，心火偏亢，热扰心胸，以致心烦不宁。

（2）痰火内蕴型

素有痰饮停滞胸中，孕后阳气偏盛，阳盛则热，两因相感，痰热相搏，上扰心胸，遂致心烦。

（3）肝经郁火型

素性抑郁，致肝郁气滞，孕后胎体渐大，影响气机升降，气滞益甚，郁而化热，木火上炎，热扰心神，而致心烦。

症　状

（1）阴虚火旺型

妊娠期间，心中烦闷，坐卧不安，午后潮热，手足心热，口干咽燥，渴不多饮，小溲短黄。舌红，苔少或苔薄黄而干，或无苔，脉细滑而数。

素体阴虚，因孕中虚，阴虚火旺，热扰心神，心烦不安，坐卧不宁。阴虚内热，故午后潮热，手足心热。火热内炽，阴亏而津伤，故口干咽燥，渴不多饮，小溲短黄。舌红，苔少或苔薄黄而干，或无苔，脉细滑而数，为阴虚内热之征。

（2）痰火内蕴型

妊娠期间，心胸烦闷，甚则心悸胆怯，伴头晕目眩，胸脘满闷，恶心，呕吐痰涎。苔黄而腻，脉滑数。

素有痰饮停滞胸中，积久化热，痰火上扰心胸，心神不宁，故心中烦闷不安，甚或心悸胆怯。痰火上扰清窍，故而头晕目眩。痰湿内蕴，脾胃升降功能失职，故胸脘满闷，恶心，呕吐痰涎。苔黄而腻，脉滑数，为痰火内盛之候。

（3）肝经郁火型

妊娠烦闷不安，或心烦易怒，伴有头晕目眩，口苦咽干，胸胁胀痛。舌红，苔薄黄，脉弦数而滑。

肝郁化热，热扰心胸则心烦。怒为肝之志，肝热则易怒。肝热上犯清窍，故而头晕目眩。肝胆互为表里，肝火内炽使胆热液泄，而致口苦咽干。肝脉布胁贯膈，肝郁经脉不利，气机阻滞，故两胁胀痛。舌红，苔薄黄，脉弦滑数，为肝郁化热之征。

预 防

妊娠期间，要有健康的生活习惯，保持积极乐观的心态，常与家人和朋友交流，及时排解心中的负面情绪，有助于缓解烦躁的情绪。

调 养

中药方剂

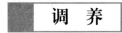 加味竹叶汤

【材料】 麦冬（去心）7.5克，茯苓4.5克，黄芩、人参各3克，竹

叶 5 片，粳米 1 撮。

【制法】将上述材料以水煎煮，去渣取汁。

【服法】空腹热服，每日 1 份，日服 2 次。

【功效】养血清热。适用于阴虚火旺型妊娠心烦。

◎ 淡竹叶汤

【材料】淡竹叶 7 片，茯苓 6 克，黄芩、知母、麦冬各 3 克。

【制法】将上述材料加清水煎煮，去渣取汁。

【服法】每日 1 份，日服 2 次。

【功效】清心泻热。适用于阴虚火旺型妊娠心烦。

◎ 柏子养心汤

【材料】当归 6 克，生黄芪、麦冬、酸枣仁、人参、柏子仁各 3 克，茯神、川芎、制远志各 2.4 克，炙甘草 1.5 克，五味子 10 粒，生姜 3 片。

【制法】将上药加清水煎煮，去渣取汁。

【服法】每日 1 剂。温热口服。

【功效】补气养心，安神除烦。适用于妊娠心烦。

药茶

◎ 苹果饮

【材料】鲜苹果、冰糖各适量。

【制法】将鲜苹果绞汁，也可加入冰糖适量文火煨炖。

【服法】直接饮服或炖服，随意饮用。

【功效】生津润肺，健胃提神，消炎除烦，止泻。适用于妊娠心烦。

◎ 梅子饮

【材料】乌梅、桂花、冰糖、蜂蜜各适量。

【制法】 将乌梅加水泡发，加后 3 味材料一起煎熬。

【服法】 待冷饮服，随意饮用。

【功效】 敛肺止咳，生津止渴，涩肠止泻。适用于妊娠心烦。

◎ 芦根黄梨竹沥膏

【材料】 黄梨 10 个，荸荠 5 个，鲜竹叶 10 片，鲜芦根（长 6 厘米）3 支，橘红 10 克，竹沥 10 毫升。

【制法】 将黄梨、芦根、荸荠取汁，竹叶、橘红分别煎汁，将上述 2 种汁混合后加入竹沥，以文火熬煮浓缩成膏。

【服法】 每日 3 次，每次 20 克。

【功效】 养阴生津，清热化痰。适用于妊娠心烦。

◎ 百合款冬蜜

【材料】 百合、款冬花各 9 克，蜂蜜 30 克。

【制法】 将百合、款冬花洗净后放入陶罐，加清水 750 毫升，以文火熬煮 30 分钟后去渣取汁，加入蜂蜜拌匀。

【服法】 每日 1 份，分 2 次服用，服 3 ~ 5 日有效。

【功效】 清热补虚，润燥止咳。适用于妊娠心烦。

◎ 龙眼桑椹膏

【材料】 龙眼肉、桑椹各 30 克，百合 10 克，红糖 20 克。

【制法】 将前 3 味材料洗净后加水煎煮，并熬干收膏，收膏前加红糖同煮。

【服法】 每日服 2 次，每次 2 ~ 3 克。

【功效】 健脾补肾，滋阴润肺。适用于妊娠心烦。

◎ 葡萄膏

【材料】 鲜葡萄 500 克，蜂蜜适量。

【制法】 将鲜葡萄挤汁后加蜂蜜拌匀，并以陶器熬至成膏。

【服法】 每日服 2 次，每次 1 匙。

【功效】 开胃，补虚，生津。适用于妊娠心烦。

◎ 枸杞茶

【材料】 枸杞适量。

【制法】 每次取 3 克枸杞，加沸水冲泡。

【服法】 每日 2 次，代茶饮。

【功效】 适用于妊娠心烦。

◎ 玫瑰荷叶茶

【材料】 玫瑰 9 克，鲜荷叶 30 克。

【制法】 取上述材料加水煎煮。

【服法】 代茶饮。

【功效】 清热除烦。适用于妊娠心烦。

◎ 芹菜汁

【材料】 芹菜适量。

【制法】 将芹菜榨成汁。

【服法】 每日饮 2 次，每次 50 毫升。

【功效】 适用于妊娠心烦。

药粥

◎ 竹沥粥

【材料】 淡竹沥 30 克，小米 100 克。

【制法】 先将洗净的小米加水煮粥，粥将熟时加入竹沥调匀。

【用法】 空腹食用。

【功效】 清热除烦，豁痰定惊。适用于妊娠心烦。

药汤

◎ 海带冬瓜汤

【材料】 冬瓜 100 克，海带 30 克，薏苡仁 10 克，白糖适量。

【制法】 将冬瓜、海带、薏苡仁分别洗净后一同入锅熬煮，熟后加少许白糖调味。

【服法】 随意服食。

【功效】 适用于妊娠心烦。

◎ 牛奶玉米莲子羹

【材料】 牛奶 250 毫升，玉米粉 100 克，莲子 10 克，白糖 150 克，鸡蛋 2 个。

【制法】 先将莲子煮熟备用。将牛奶、白糖加适量清水（约 150 毫升）煮沸。将玉米粉用适量清水调稀后倒入奶锅内，用力搅匀，煮沸离火。将鸡蛋清用筷子搅打成泡糊状，冲入刚离火的奶糊，边冲边搅匀，调匀后加入莲子即成。

【服法】 凉后食用，或置冰箱冷藏后食用。

【功效】 补脾益胃，生津除烦，润燥强身。适用于妊娠心烦。

◎ 鲤鱼汤

【材料】 大鲤鱼 1 条，生姜 15 ～ 30 克，豆豉 20 ～ 40 克，葱白 3 根。

【制法】 将鱼去鳞、鳃及内脏，洗净；葱、姜洗净并切丝。将鱼、葱、姜、豆豉一同加水煮至鱼熟。

【服法】 空腹饮汤食鱼。

【功效】 除烦止呕，补虚。适用于妊娠心烦。

保健菜肴

◎ 三色菜

【材料】 花菜 1 棵（约重 500 克），黄瓜 500 克，胡萝卜 250 克，白糖、五香粉各适量。

【制法】将花菜洗净去根,切成小块;黄瓜洗净,切成小长条块;胡萝卜洗净去皮,切成滚刀块,备用。锅内放适量清水,加白糖、五香粉煮沸后离火晾凉,过滤一次。将花菜块、黄瓜块、胡萝卜块同入沸水锅中余一下,马上捞出装盘,浇入调好的五香汁并拌匀。

【服法】随意服食,或置冰箱中冷藏后食用。

【功效】清补滋养,生津润燥,降血压,降血脂,抗衰老。适用于妊娠心烦。

◎ 什锦水果色拉

【材料】什锦水果罐头30克,菠萝罐头10克,番茄40克,苹果15克,鲜葡萄25克,香蕉0.2个,色拉酱20克,白糖5克。

【制法】将什锦罐头滗去糖水;菠萝切小块;葡萄洗净去皮;苹果去皮去籽(浸入淡盐水中)后切成小块;番茄洗净并用沸水烫一下,去皮去籽后切成小丁块。将苹果、葡萄、番茄与什锦水果一起加色拉酱拌匀,放入冰箱中冷藏。香蕉放冰箱内冷藏,食前去皮切成圆片,放入沙拉内拌匀。

【服法】随意服食。

【功效】滋阴生津,清热止渴。适用于妊娠心烦。

◎ 哈蜜团

【材料】糯米100克,赤豆沙50克,红糖25克,白糖20克,果子露20毫升,麻油、桂花、红绿丝各适量,水淀粉100克,花生油10～15毫升。

【制法】将糯米淘洗干净、沥净水分,放在淘米箩内饧30分钟左右,接着将糯米焖熟后取出放在盆内,并用湿毛巾盖好备用。将炒锅置于火上,烧热后放入麻油,加红糖、桂花、清水25毫升烧沸,糖化后再放赤豆沙,炒至呈豆瓣酱形状时取出,放在盘中凉透。将糯米饭内加入白糖拌匀,手上蘸些水淀粉,将糯米饭做成每块重约50克的糯米饼，再在饼内包入豆沙。炒锅中加花生油烧至八成热后，将包好的糯米豆沙团逐个放入，炸至两面呈米黄色时用漏勺捞出，沥净油后装入盘内，并撒上红绿丝。炒锅内留少许油，倒入果子露烧开后加清水 50 毫升、桂花、白糖少许，烧沸后起锅，浇在糯米豆沙团上。

【服法】 随意服食。

【功效】 滋阴生津，调中理气。适用于妊娠心烦。

◎ 枣泥凉团

【材料】 糯米粉 125 克，粳米粉 25 克，枣泥 50 克，白糖 80 克，白芝麻 15 克，麻油 10 毫升。

【制法】 将白芝麻洗净炒香，取出晾凉备用。将两种米粉一起放入盆内拌匀，将白糖用清水溶化后倒入米粉内，用手拌匀揉松。取笼屉铺上湿笼布，将米粉撒在笼屉内，大火蒸 40 分钟后取出倒在干净的案板上（案板先用麻油抹匀）。用净布包手，将熟米粉团搓成汤圆大小的团，里面包枣泥，再入芝麻内滚一下，使外面粘匀芝麻。

【服法】 随意服食。

【功效】 补脾益气，滋阴生津，养血安神。适用于妊娠心烦。

◎ 海橘饼

【材料】 胖大海、广柑各 500 克，白糖 100 克，甘草 50 克。

【制法】 将胖大海、甘草加水煮成汁。将广柑去皮、核后放入锅中，加入 50 克白糖腌渍 1 日，之后加适量清水以文火熬至汁稠停火。将每瓣广柑肉压成饼，加入白糖 50 克，拌匀倒入盘内，通风阴干并装瓶。

【服法】 每次服 5～8 瓣，用已做好的胖大海甘草汁冲服，日服 3 次。

【功效】 清热、燥湿、化痰。适用于痰火内蕴型妊娠心烦。

妊娠期间的心理调节

妊娠期间，孕妇在心理方面会比较敏感脆弱，常有很大的压力，会考虑到以下一些问题：

（1）胎儿是否畸形，若妊娠期曾有过有害物质接触史、服药史或原因不明发热等，孕妇的心理压力会更大。

（2）妊娠期形体会发生很大的变化，很多孕妇担心自己产后身材走形。

（3）多数孕妇都会担心生产是否顺利，对分娩时的疼痛有恐惧感。

（4）部分孕妇会担心产后生活上的变化，如对婴儿的喂养、孩子的教育问题等。

（5）部分孕妇会担心孩子的性别。

良好的心理状况对妊娠期妇女的健康是极有帮助的。可采用以下方法进行调节：

（1）加强思想修养　妊娠期间，应多看一些相关的影视作品，阅读一些有助于心理调适及平衡的书籍，增强自控能力，提高心理承受能力。

（2）培养良好的工作、学习方式　妊娠期间，要建立良好的精神状态，做到自尊、自强、自立、自爱。并且在不断变化的学习环境、工作环境、生活环境中，找寻适合自己的最佳方法及心理调节方式，保持良好的心理状态。

三

妊娠腹痛

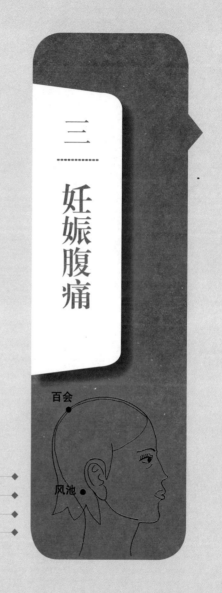

百会

风池

病因

症状

预防

调养

妊娠期间，孕妇出现以小腹疼痛为主的疾病，称为妊娠腹痛或妊娠小腹痛，中医上称之为"胞阻"。妊娠腹痛是孕期常见病，可发生于妊娠早期（妊娠12周末以前）、中期（妊娠13～27周末）以及晚期（妊娠28周及以后）。

本病若调养得当则预后良好；若延误调养时机或方法不当，则可使腹痛加剧、久痛不止，可能会损伤胎元，甚至引起流产或早产。

病　因

妊娠腹痛分为生理性妊娠腹痛与病理性妊娠腹痛。

（1）**生理性妊娠腹痛**

1）胎儿在子宫内的活动称为胎动。胎动可分为转动、翻动、滚动、跳动及高频率运动。胎动刚出现时较轻，之后动的力气逐渐变大，越来越活跃。

2）怀孕四五个月时，孕妇肚子明显变大，皮肤会有一种紧绷的感觉，运动后腹部则会感到牵拉痛。因子宫增大不断刺激肋骨下缘，可引起肋骨钝痛，或因耻骨联合松弛分离而疼痛。

（2）**病理性妊娠腹痛**

1）**卵巢囊肿扭转**　孕期常见的卵巢肿瘤有黄体囊肿、畸胎囊肿或其他囊肿。在怀孕初期、末期或怀孕中期的早期，因子宫及附属器官进入到腹腔，较易发生囊肿扭转的情况。当扭转发生时，孕妇会出现间歇性的单侧下腹疼痛，并伴有恶心呕吐与虚脱的感觉。

2）**严重子宫扭转**　若孕妇子宫先天畸形，或患有子宫肌瘤、卵巢肿瘤的疾病，会引起子宫扭转超过90度的现象，有可能引发急性腹痛，严重时会引发孕妇休克或胎儿窘迫等情况。

3）**食管裂孔疝与反流性食管炎** 妊娠中后期因胎儿逐渐长大，腹腔内压力升高，可能会引起食管裂孔疝。胃里的胃酸、气体、食物返流到食管或口腔中，刺激食管黏膜，发生反流性食管炎，也会引起孕妇腹痛。

4）**晚期流产** 晚期流产主要指妊娠 12 周后出现腹痛并伴有阴道流血的现象。晚期流产的过程类似分娩，会有一阵阵子宫收缩的腹痛。

中医认为，妊娠腹痛多由血虚胞脉失养、阳虚寒凝、气郁胞脉气血运行失畅所致。

（1）血虚胞脉失养型

孕妇素体血虚，或失血过多，或脾虚化源不足而致血虚，血虚则胞脉失养，以致腹痛。

（2）阳虚寒凝型

孕妇素体阳虚，阴寒内生，不能生血行血，胞脉失于温煦，更致气血运行不畅，胞脉受阻，因而发生腹痛。

（3）气郁胞脉气血运行失畅型

孕妇素性抑郁，或为情志所伤，气郁则血行不畅、胞脉阻滞，因而腹痛。

症　状

（1）血虚胞脉失养型

妊娠小腹绵绵作痛，头晕心悸，失眠多梦，面色萎黄。舌淡，苔薄白，脉细滑。

（2）阳虚寒凝型

妊娠小腹冷痛，喜温喜按，形寒肢冷，倦怠无力，面色㿠白。舌淡，苔白，脉细滑。

（3）气郁胞脉气血运行失畅型

妊娠小腹胀痛，情志抑郁，或烦躁易怒，伴胸胁胀满。舌红，苔薄，脉弦滑。

预 防

孕妇要重视日常生活起居的调理，合理饮食，多吃蔬菜瓜果，注意作息时间的安排，并进行适当的运动，预防流产、异位妊娠以及妊娠合并症等的发生。

调 养

中药方剂

◎ 当归芍药散

【材料】芍药 30 克，泽泻 15 克，川芎 9 克，茯苓、白术各 12 克，当归 9 克。

【制法】将上述材料加清水早晚各煎煮 1 次，去渣取汁。

【服法】每日 1 份。早晚各 1 次，温热口服。

【功效】养血调肝，健脾利湿。适用于妊娠腹痛。

◎ 逍遥散

【材料】柴胡、白芍各 9 克，当归、生甘草各 5 克，茯苓、白术、紫苏梗各 8 克，砂仁（杵碎后下）4 克，薄荷（后下）3 克。

【制法】将上述材料加清水早晚各煎煮 1 次，去渣取汁。

【服法】每日 1 份。早晚各 1 次，温热口服。

【功效】疏肝理气。适用于气郁型妊娠腹痛。

◎ 八珍汤

【材料】熟地黄、党参、炙黄芪各 12 克，炒白芍、白术、茯苓、阿胶（烊化）各 10 克，当归、炙甘草各 6 克，川芎、木香各 5 克。

【制法】 将上述材料加清水早晚各煎煮 1 次,去渣取汁。

【服法】 每日 1 剂。早晚各 1 次,温热口服。

【功效】 益气养血止痛。适用于气血虚弱型妊娠腹痛。

◎ 寿胎丸

【材料】 桑寄生、菟丝子、仙鹤草、炒白芍各 15 克,川续断、杜仲、淫羊藿、巴戟天、莲房各 10 克。

【制法】 将上述材料加清水早晚各煎煮 1 次,去渣取汁。

【服法】 每日 1 剂。早晚各 1 次,温热口服。

【功效】 益肾养血安胎。适用于妊娠腹痛。

药茶

◎ 补血饮

【材料】 桂圆肉 10 克,大枣 3 枚。

【制法】 将上述材料以水煎煮。

【服法】 代茶饮。

【功效】 养血安胎。适用于妊娠腹痛。内热或感冒者不宜。

◎ 石榴姜茶饮

【材料】 鲜石榴 2 个,生姜、茶叶各适量。

【制法】 将石榴去皮后捣烂绞汁,与姜和茶一起加水煎煮。

【服法】 每次饮 50 毫升,每日 2 次,连饮 1 ~ 2 周。

【功效】 生津止渴,涩肠止痛,杀虫止泻。适用于妊娠腹痛。多食损肺气、伤牙齿、助生痰湿,宜少食。

◎ 莲子苏梗砂仁茶

【材料】 莲子 60 克,紫苏梗 9 克,砂仁 5 克。

【制法】 将莲子去皮、心,放在陶瓷罐中加水 500 克,以小火隔水炖煮。至九成熟时倒入砂锅里，加入紫苏梗、砂仁后再加水 250 克，用小火煮沸至莲子熟透即成。

【服法】代茶饮。

【功效】滋肾补肝，安胎行气。适用于妊娠腹痛。

◎ 绿梅茶

【材料】绿茶、绿萼梅各 6 克。

【制法】将上述材料同放入杯内，以沸水冲泡，稍闷即可。

【服法】代茶频饮。

【功效】理气，解郁，止痛。适用于气郁型妊娠腹痛。

◎ 荔枝酒

【材料】荔枝肉 5 枚，酒适量。

【制法】将荔枝取肉后，加酒稍煮即可。

【服法】连续服饮。

【功效】温中理气，健脾益肾。适用于阳虚寒凝型妊娠腹痛。阴虚火旺者慎用。

◎ 当归白芍茶

【材料】当归 9 克，炒白芍 15 克，炙甘草 5 克。

【制法】将上述材料水煎取汁。

【服法】代茶饮。

【功效】补气益血，安胎止痛。适用于气血虚弱型妊娠腹痛。

◎ 白芍甘草茶

【材料】炒白芍 15 克，炙甘草 6 克，阿胶 6 克（烊化）。

【制法】将上述材料水煎取汁。

【服法】代茶饮。

【功效】养血安胎止痛。适用于血虚型妊娠腹痛。

药粥

◎ 鲤鱼苎麻根糯米粥

【材料】 鲤鱼 500 克，苎麻根 30 克，糯米 100 克。

【制法】 将鲤鱼去鳞、鳃及内脏，洗净后煮汤。将苎麻根加水煎汁。将糯米淘洗干净。取鱼汤和苎麻根汁与糯米一同煮粥，最后加油、盐调味即成。

【服法】 每日 1 份，早晚餐食用。

【功效】 安胎。适用于妊娠腹痛。

◎ 黄芪粥

【材料】 黄芪 30 克，粳米 100 克。

【制法】 将黄芪与淘洗干净的粳米一同放入锅内，加水适量后用大火烧开，再转用小火熬煮成稀粥。

【服法】 每日 1 份，早晚餐食用。

【功效】 益气补脾，安胎消肿。适用于妊娠腹痛。

◎ 乌雄鸡粥

【材料】 乌雄鸡 1 只，糯米 100 克，葱白 3 根，花椒、精盐各适量。

【制法】 乌雄鸡去毛及内脏，洗净、切块、煮烂后与淘洗干净的糯米和葱、花椒、精盐一同煮粥。

【服法】 每日 1 份，早晚餐食用。

【功效】 益气养血，止崩安胎。适用于妊娠腹痛。

药汤

◎ 二莲蛋黄汤

【材料】 莲子肉 30 克，莲须 12 克，百合 30 克，鸡蛋 2 个，大枣 4 个。

【制法】 将莲子肉、莲须、百合、大枣洗净，大枣去核，莲子去心，一同入锅加水适量。用大火煮沸后转用小火煮1小时左右，然后把鸡蛋打破，取蛋黄放入汤中煮至蛋黄刚熟即成。

【服法】 佐餐食用。

【功效】 养心除烦，安神固胎。适用于妊娠腹痛。

◎ 苎麻鸡蛋汤

【材料】 苎麻50克，鸡蛋4个。

【制法】 将苎麻用凉水洗净，再用热水烫去其胶质，然后放入锅内加水煮，同时把鸡蛋打破下入锅中，煮约半小时即成。

【服法】 饮汤吃蛋。

【功效】 止血安胎，通经止痛。适用于妊娠腹痛。

◎ 阿胶鸡蛋汤

【材料】 阿胶10克，鸡蛋1个，精盐适量。

【制法】 将阿胶用200克水烊化，再将鸡蛋调匀后倒入阿胶水中煮成蛋花，加精盐少许调味即成。

【服法】 饭前空腹食用。

【功效】 补血，滋阴，安胎。适用于妊娠腹痛。

保健菜肴

◎ 八宝山药糕

【材料】 鲜山药350克，赤小豆150克，芡实30克，茯苓、白扁豆各20克，乌梅4枚，果脯、白糖适量。

【制法】 将赤小豆制成豆沙，加白糖拌匀后待用。将茯苓、白扁豆、芡实研细并加水蒸熟，与蒸熟去皮的鲜山药共拌匀成泥。在盘中薄铺1层拌匀的食泥，再铺上1层豆沙，如此6～7层，制成千层糕状，最外层及表面点缀适量果脯。上笼蒸熟后取出，将乌梅、白糖熬成浓汁浇在糕上即成。

【服法】 随意服食。

【功效】 消食和中，健脾止痛。适用于妊娠腹痛。

◎ 大枣枸杞鸡

【材料】 子鸡 1 只（约重 500 克），大枣 12 枚，枸杞 30 克，陈皮 5 克，食盐适量。

【制法】 将鸡洗净，与大枣、枸杞、陈皮一同入锅炖煮，炖至鸡肉熟烂，加盐少许调味即成。

【服法】 食肉饮汤。

【功效】 养血安胎。适用于妊娠腹痛。

◎ 椒面羹

【材料】 川椒 10 克，面条 100 ～ 150 克，豆豉、食盐各适量。

【制法】 将川椒炒后研末备用。将面条放入开水锅内煮，加食盐、豆豉适量，将熟时再放入川椒末调味。

【服法】 代餐食用。

【功效】 温胃散寒，镇痛止呕。适用于妊娠腹痛。

◎ 蜜汁鲤鱼

【材料】 鲤鱼 1 条（约重 600 克），植物油 750 克，黄酒 20 克，酱油 60 克，蜂蜜 75 克，葱段 15 克，生姜末 5 克，鲜汤 50 克，麻油适量。

【制法】 将鲤鱼剖杀洗净，沥干后用酱油 20 克稍腌。炒锅烧热后放油，待油烧至约八成热时，将鱼放入锅内炸至金黄色、外皮发脆时捞起。锅内留余油，加酱油 40 克、黄酒、蜂蜜、生姜末和鲜汤，熬至卤汁稠浓时将鱼和葱段放入，将炒锅端起颠翻几个身，使鱼四周沾上卤汁，淋上麻油起锅，装盘即成。

【服法】 佐餐食用。

【功效】 开胃健脾，安胎止痛。适用于妊娠腹痛。

◎ 莲肉荷花脯

【材料】 鲜荷花20瓣，水发莲子400克，苹果肉50克，枣肉50克，荸荠肉10克，鲜莲房1个，糯米（蒸好）100克，蜂蜜20克，白糖150克，湿淀粉20克，菜汁10克。

【制法】 将苹果肉、荷花瓣、荸荠切成小丁放入大碗内，再加入枣肉、糯米、蜂蜜、白糖50克，拌匀做成馅待用。将莲子去心放入大碗内蒸烂，取出制成莲蓉泥后再加湿淀粉做成面团状，分别包馅做成1个莲房形、1个荷花瓣形、10个扁鸡蛋形果脯，放进大盘内上笼用沸水旺火蒸10分钟。取10个鲜荷花瓣，用剪刀剪去瓣两头尖端，成椭圆花瓣形，摆在大盘周围，花瓣内放入蒸好的果脯。炒锅上火，加入清水、白糖，汁浓时加入菜汁勾芡，最后浇在成品上即成。

【服法】 佐餐食用。

【功效】 养心滋阴，补脾止痛。适用于妊娠腹痛。

◎ 荷包鲫鱼

【材料】 活鲫鱼3尾（约重900克），猪肉250克，水发香菇50克，冬笋50克，鸡蛋清50克，黄酒15克，酱油35克，生姜末10克，葱花10克，味精2克，精盐3克，白糖10克，麻油30克，植物油60克，胡椒粉、淀粉、鲜汤、醋各适量。

【制法】 将鲫鱼去鳞、鳃，从背部剖开，取出内脏并刮去腹内黑膜，洗净后用黄酒、精盐腌渍15分钟。将猪肉、冬笋、香菇均切成细末，置碗内加入生姜、葱花、精盐、黄酒、味精、鸡蛋清搅拌成馅，将馅塞在鱼腹内及鳃口内。用刀在鱼身上划十字花纹，并抹上酱油。锅置火上，放油烧热后下鲫鱼煎至两面呈金黄色时捞出。锅留底油，下少许葱、生姜末稍煸后加入鲜汤，放入酱油、白糖、胡椒粉、精盐、味精、醋调好口味；再将鲫鱼下锅，煮沸后加盖转小火炖40分钟左右，然后将鱼盛入盘。汤汁用少许淀粉勾芡，浇在盘内鱼身上并淋上热油即成。

【服法】 佐餐食用。

【功效】 滋阴润燥，养血安胎。适用于妊娠腹痛。

敷贴法

◎ 法一

【组方】 杜仲（砂炒）、炒补骨脂各 20 克。

【用法】 将上述材料共研为细末，过筛。取药末适量加水调和后用纱布包裹，敷于脐上。

【功效】 适用于妊娠腹痛。

◎ 法二

【组方】 吴茱萸、酒精适量。

【用法】 将吴茱萸研成末，加适量酒调和后敷于脚心处，胎安即可洗去。

【功效】 适用于妊娠腹痛。

♥ 爱心小贴士

常见的妊娠腹痛有哪几类？

女性在妊娠期间发生的腹痛现象主要分为生理性腹痛与病理性腹痛两大类。

（1）生理性腹痛

1）因子宫增大而压迫肋骨　随着胎儿的逐渐增大，孕妇的子宫也会越来越大。不断增大的子宫会不断刺激肋骨下缘，引起孕妇肋骨钝痛。一般情况下，这种腹痛是属于生理性的，并不需要特殊调养，采用左侧卧位有利于缓解疼痛。

2）假临产宫缩　妊娠晚期，可因假宫缩而引起下腹轻微胀痛。这种胀痛通常在夜晚发作而白天消失，宫缩频率不一致，持续时间不恒定，间歇时间较长且没有规律性，宫缩强度也不会逐渐增强，也没有下坠感，白天的时候症状自然缓解。假宫缩预示孕妇不久将临产，应做好准备，并保证营养的摄入，注意休息。

3）胎动 妊娠28到32周时，胎动最为显著。32周之后，胎儿逐渐占据子宫空间，其活动空间也越来越小，孕妇偶尔会感到较大程度的胎动。当胎儿头部撞到孕妇骨盆底肌肉时，孕妇则会突然感到被重重一击。

（2）病理性腹痛

1）胎盘早剥 胎盘早剥大多发生在妊娠晚期，孕妇可能患有妊娠高血压综合征、慢性高血压病，或者存在腹部外伤。其典型症状是下腹部撕裂样疼痛，且多伴有阴道流血，严重者会出现腹痛难忍、胎动消失，甚至休克等情况。

2）先兆子宫破裂 子宫破裂指的是在妊娠晚期或分娩过程中子宫体部或子宫下段发生的破裂，是一种危害严重的产科并发症，很可能直接威胁产妇以及胎儿生命。子宫破裂发生时，会由于出血量大而造成孕妇及胎儿发生休克、缺氧及死亡的可能。通常情况下，子宫破裂发生于瞬间，但之前产妇会感觉到下腹持续剧痛，而子宫破裂瞬间会有撕裂样剧痛，破裂后子宫收缩停止，疼痛可缓解，孕妇和胎儿的生命安全受到危及。

妊娠腹痛的调养要注意什么？

（1）要排除流产、宫外孕、妊娠合并卵巢囊肿扭转、妊娠合并急性阑尾炎等疾病的可能性，以免延误病情，影响孕妇与胎儿的安危。

（2）妊娠病的调养原则是治病与安胎并举。在对妊娠腹痛进行调养时，也应采用止痛与安胎并举的方式，不可妄用红花、三棱、枳实等攻伐胎儿的活血止痛药。

（3）妊娠腹痛患者若调养后症状仍不减轻，应引起重视，并听从医生建议进行必要的检查，遵从医嘱适量使用安胎药，谨防病情进一步发展。

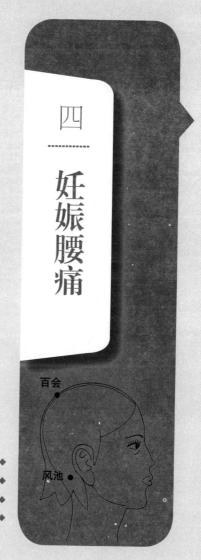

四

妊娠腰痛

百会

风池

◆ 病因
◆ 症状
◆ 预防
◆ 调养

妊娠期间，孕妇出现的以腰痛为主症的病症，为妊娠腰痛。妊娠腰痛常常是胎动不安的症状之一，严重者可诱发先兆流产，威胁到孕妇和胎儿的生命。

妊娠之后，孕妇一定要注意调养和休息，性生活要节制，并注意营养的摄取和居室环境温度的控制，以预防妊娠腰痛的发生。

病　因

妊娠腰痛常暗示着胎动不安，应当引起重视，而引起本症的原因也有多种。中医上，常将本症分为以下几种类型：

（1）肾虚型

腰为肾之府，肾气素虚，孕后房劳伤肾，而致腰痛。

（2）风寒型

孕妇体虚血弱，冷风乘虚客之，腰脊为风寒所乘，经脉受阻则腰痛。

（3）瘀阻型

不慎跌扑闪挫、负重努力，均可致腰部凝瘀作痛。

另外，孕妇到了妊娠中晚期也会常感腰痛，其原因有：

（1）子宫增大，腰椎向前突出，背肌紧张，软组织劳损，可致腰痛。

（2）子宫增大，输尿管受压，蠕动感减弱，可发生肾盂积水，可致腰痛。

（3）妊娠关节痛与内分泌改变、缺钙有一定的关系。

症　状

妊娠腰痛的主要症状为腰痛，与此同时，孕妇身体虚弱、气色不佳。不同原因导致的腰痛也有各自的症状特点。

（1）肾虚型

妊娠期间，腰痛如折，俯仰不利，头晕耳鸣，夜尿频多，面色晦暗，眼眶色黑。舌质淡嫩，脉沉细尺弱。

（2）风寒型

妊娠期间，腰部疼痛，转动屈伸不利，得热则舒。舌淡苔白，脉弦紧。

（3）瘀阻型

妊娠腰痛如锥刺，痛有定处，辗转不利。苔薄白，脉弦细。

预　防

对于妊娠腰痛的预防，最好是在妊娠之前就开始加强对腰背肌肉的锻炼，具体方法如下：

（1）俯卧挺运动

俯卧在床面或地毯上，以脐腹为支点，用力收缩背臀部肌肉，将头、上肢以及下肢用力向上抬起。在此过程中，要保持肘和膝关节始终伸直、没有弯曲，使身体呈"角弓反张"状态。保持此姿势10秒钟后稍作放松，重复10到15次为1组，每天坚持做3组，以达到加强背部肌肉力量的效果。

（2）平举哑铃

分腿站立，两手各握一个哑铃，平举向前，同时保持上肢与身体呈90度，坚持此姿势半分钟，可感到背部肌肉的收缩。放松半分钟后，重复该动作，重复10次为1组，早、午、晚各做1组。长期坚持效果更佳。

（3）搬抱重物

适度搬抱重物对锻炼背部肌肉有一定的帮助。但在劳动过程中，一定要掌握好强度，量力而为，避免对身体造成损伤。

调　养

中药方剂

◎ 独活寄生汤加减

【材料】 桑寄生、熟地黄、白芍、杜仲、党参各 12 克，秦艽、防风、茯苓、五加皮各 10 克，独活 8 克，当归、川芎、桂枝各 5 克，细辛 4 克。有习惯性流产病史者去桂枝、川芎，加杜仲 12 克。恶寒无汗者加荆芥 9 克。

【制法】 将上述材料加清水早晚各煎煮 1 次，去渣取汁。

【服法】 每日 1 份。早晚各 1 次，温热口服。

【功效】 补肾强筋，益气养血，祛风散寒。适用于风寒型妊娠腰痛。

◎ 芍药甘草汤加减

【材料】 白芍 15 克，阿胶 10 克（烊化），当归 9 克，炙甘草、艾叶各 6 克。腰痛剧者加杜仲 12 克，川断 10 克，苎麻根 12 克，黄芪 12 克。

【制法】 将上述材料加清水早晚各煎煮 1 次，去渣取汁。

【服法】 每日 1 份。早晚各 1 次，温热口服。

【功效】 养血安胎，和血止痛。适用于瘀阻型妊娠腰痛。

药茶

◎ 桑椹杜仲茶

【材料】 桑椹 30 克，杜仲 20 克。

【制法】 将桑椹、杜仲一同放入锅中，加适量水，煎煮取浓汁。

【服法】 代茶饮。

【功效】补肾养血。适用于妊娠腰痛。

◎ 杜仲川续断茶

【材料】杜仲 15 克，川续断 12 克。

【制法】将杜仲、川续断一同放入锅中水煎取汁。

【服法】代茶饮。

【功效】补肾强腰。适用于妊娠腰痛。

◎ 桑寄生阿胶茶

【材料】桑寄生 45 克，阿胶 15 克（烊化）。

【制法】桑寄生加水煎煮后，冲入已烊化的阿胶中。

【服法】代茶饮。

【功效】补肝肾，强筋骨，安胎元。适用于妊娠腰痛。

◎ 核桃补骨脂茶

【材料】补骨脂 10 克，核桃仁 1 个。

【制法】将上述材料一同放入锅中水煎取汁。

【服法】代茶饮。

【功效】补肾强腰。适用于妊娠腰痛。

药粥

◎ 猪腰人参粥

【材料】猪腰子 1 对，白参 1 克，葱白 2 根，粳米 100 克。

【制法】将猪腰子剖开去筋膜，切碎。将白参加水煎汁，取汁与淘洗干净的粳米、猪腰子、葱白一同煮粥，用大火烧开后转小火煮成稀粥。

【服法】早晚餐服食。

【功效】益气补肾通阳。适用于妊娠腰痛。

◎ 杜仲粥

【材料】 炒杜仲 10 克，粳米 50 克。

【制法】 将炒断丝的杜仲投入砂锅内，加适量水煎取汤汁。汤汁去渣后加入淘洗干净的粳米，以小火煮至汤稠米开花。

【服法】 早晚餐服食。

【功效】 补益肝肾，强壮筋骨。适用于妊娠腰痛。

◎ 栗子羊骨猪腰粥

【材料】 羊骨 1 根，猪腰子 1 个，栗子 7 枚，粳米 100 克，精盐适量。

【制法】 将栗子去壳、切片、晒干，研为细末。将猪腰子剖开、去筋膜，切成细粒。将羊骨洗净放入砂锅内，加清水适量煎煮 100 分钟左右。取骨头汤与猪腰子和淘洗干净的粳米一同入锅，加水适量，以小火煮沸半小时后再加栗子粉，继续以小火煮至粥面有粥油，最后加精盐调味即成。

【服法】 早晚餐服食。

【功效】 补肾强筋壮腰。适用于妊娠腰痛。

◎ 猪腰山药粥

【材料】 猪腰子 1 对，薏苡仁 50 克，山药 100 克，粳米 150 克，精盐、味精各适量。

【制法】 将山药、薏苡仁、粳米洗净备用。将猪腰子去筋膜和臊腺，切碎，焯去血水。将上述备好的材料一同放入砂锅中，加清水1000 克，用大火烧开后转用小火熬煮成稀粥，最后加入精盐和味精调味即成。

【服法】 早晚餐服食。

【功效】 益肾补虚。适用于妊娠腰痛。

◎ 乌鸡血糯粥

【材料】 乌鸡1只，血糯米100克，精盐、辣椒、姜、葱各适量。

【制法】 将鸡煮熟后取肉、切碎，并与血糯米一同煮粥，最后加盐、辣椒、姜、葱调味即成。

【服法】 早晚餐空腹服食。

【功效】 补肾益血。适用于妊娠腰痛。

药汤

◎ 猪腰黑豆羹

【材料】 猪腰子1对，黑豆30克，精盐适量。

【制法】 将猪腰子洗净，剔去筋膜臊腺，切成块并割成细花。将黑豆清洗干净。将上料一同入砂锅内加水适量，煎煮约1小时，稍加精盐调味即成。

【服法】 佐餐食用。

【功效】 益肾壮阳，益肾强腰。适用于妊娠腰痛。

◎ 猪腰萸肉汤

【材料】 猪腰子1对，山茱萸10克，核桃仁10克，精盐、葱各适量。

【制法】 将猪腰子洗净去臊腺筋膜，切碎后放入砂锅内。将山茱萸用纱布包好。将备好的材料与核桃仁、葱一同放入锅内，加清水适量，用大火烧沸后转用小火，炖至猪腰子熟透后加精盐调味即成。

【服法】 佐餐食用。

【功效】 补肾固精。适用于妊娠腰痛。

◎ 黄芪桑寄生猪骨汤

【材料】 猪脊骨500克，桑寄生60克，黄芪30克，葱花、生姜末、精盐、味精各适量。

【制法】 将猪脊骨洗净，斩块。将桑寄生、黄芪分别清洗干净。将上料一同放入砂锅内，加清水适量，用大火煮沸后加入葱花、生姜末，再改用小火煲 2 小时，最后加入精盐、味精再煲一沸即成。

【服法】 佐餐食用。

【功效】 健脾益气，滋肾强腰。适用于妊娠腰痛。

保健菜肴

◎ 杜仲核桃仁炖猪腰

【材料】 猪腰子 2 个，核桃仁 30 克，杜仲 15 克，精盐适量。

【制法】 将杜仲切成小块放入锅中，加水煎煮取汁备用。将猪腰子剖开，去除白色肾盂部分，再泡在水里使血水浸出，除去臭味，捞出控干备用。将猪腰子与洗净的核桃仁一同放入砂锅之中，加杜仲汁和清水适量，用大火烧开后转用小火慢炖 150 分钟。

【服法】 取出猪腰子蘸精盐食用。

【功效】 补肾助阳，强腰益气。适用于妊娠腰痛。

◎ 冬笋黄瓜拌腰花

【材料】 猪腰子 250 克，水发冬笋、黄瓜、生姜末、黄酒、食醋、麻油、精盐、味精各适量。

【制法】 将猪腰子剥皮，切成两片，去腰臊，然后切成麦穗形的花刀。将冬笋、黄瓜均切成棱形片。炒锅上火，放入清水烧沸后再放入猪腰子、冬笋烫熟捞出，用凉开水投凉并用手挤净水分。将腰花、冬笋、黄瓜片放在碗内，加入生姜末、精盐、味精、黄酒、食醋拌匀，装盘后淋上麻油即成。

【服法】 佐餐食用。

【功效】 滋阴利水，益肾补腰。适用于妊娠腰痛。

◎ 杜仲爆羊腰

【材料】 羊腰 500 克，杜仲 15 克，葱花、生姜末、淀粉、酱油、精盐、植物油各适量。

【制法】 将杜仲放入砂锅内，加水适量煎煮 40 分钟，去渣取汁后加热浓缩成稠液，并用其将淀粉调成糊状。将羊腰洗净、去筋膜膜腺后切成小块腰花，先以淀粉糊裹匀，再以植物油爆炒至熟，烹以酱油、精盐、葱花、生姜末等即成。

【服法】 佐餐食用。

【功效】 补肾强腰。适用于妊娠腰痛。

◎ 炒腰片

【材料】 猪腰子 3 个（约重 250 克），笋片 100 克，葱白 10 克，植物油 35 克，黄酒 20 克，麻油 10 克，香醋 5 克，酱油 15 克，白糖 5 克，精盐 1 克，味精 2 克，鲜汤 25 毫升，湿淀粉 15 克，胡椒粉适量。

【制法】 将猪腰子洗净、一剖两半，撕去表皮，除去中间的白色腰膜腺，然后在剖开的一面先用刀切成一条条平行的斜刀纹，深度为厚度的 2/3 ～ 3/4，再将腰子调换一个角度，用直刀切成一条条与斜刀纹成垂直相交的平行直刀纹，最后切成长 5 厘米、宽 3 厘米的长方块。炒锅上火，放油烧至七成热时将腰花、笋片投入，并迅速将它们划开，待腰花由红变白时，立即倒入漏勺沥去油。原锅留余油，下葱白、黄酒、酱油、白糖、精盐、味精、鲜汤，再用湿淀粉勾芡后，将腰花和笋片倒入颠翻几下，淋上麻油、香醋，撒上胡椒粉装盘即成。

【服法】 佐餐食用。

【功效】 补肝益肾，强筋壮骨。适用于妊娠腰痛。

◎ 参归腰子

【材料】 猪腰子 1 只，白参 5 克，当归 10 克，葱段、黄酒、酱油、食醋、麻油、生姜丝、蒜蓉各适量。

【制法】 将白参、当归洗净后装入纱布袋中，扎紧袋口并放入砂锅内，加清水适量，浸泡 2 小时。将猪腰子剖开，挖去白色筋膜和臊腺，清洗干净。将洗净的猪腰子放入砂锅中，加入葱段、黄酒适量，用大火烧开后转用小火炖半小时左右，捞出猪腰子，待冷后切成薄片，酌加酱油、食醋、麻油、生姜丝、蒜蓉等调味即成。

【服法】 佐餐食用。

【功效】 补肾益气，养血安神。适用于妊娠腰痛。

针灸法

◎ 艾灸

【取穴】 肾俞（双）、命门穴。

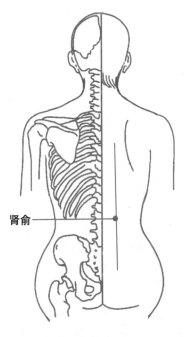
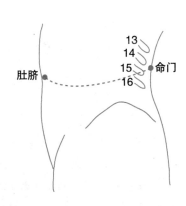

【取法】 肾俞：俯卧，先取命门穴（与脐相对），命门旁开 1.5 寸处为本穴；命门：俯卧或正坐，与脐孔相对的棘突下缘为本穴。

【方法】 以艾条灸的方式灸双肾俞与命门穴，以皮肤红润为度。

【功效】 适用于妊娠腰痛。

如何缓解妊娠腰痛？

在妊娠腰痛发生时，除了接受医生的正确治疗，日常生活中一些小的细节也可以帮助缓解疼痛，减轻症状。

（1）注意姿势的调整，以放松背部肌肉

妊娠期腰部的疼痛通常与腰腹部的承重增加，从而导致腰背部肌肉疲劳有关。因而孕妇可以通过适当调整自己的站姿、睡姿以及坐姿等，缓解腰部的疲劳，帮助缓解疼痛。

站姿：挺胸抬头，腹部稍向前倾，臀部稍向前收，腿部稍稍弯曲。

睡姿：以侧卧为宜，可将一腿弯曲，膝盖搭于孕妇枕上。

坐姿：保持背部和肩膀平直，臀部贴着椅子后部，两脚平放于地面，将体重均分在臀部两边，切忌交叉双腿，且要避免较长时间保持同一坐姿。

（2）通过适当的按摩缓解背部疼痛

轻柔的按摩对缓解背部疼痛极有帮助，但要避免点穴按摩，且最好不要用精油。

（3）选择腰胯部的腹带

孕妇可借助腹带来帮助缓解疼痛，但最好要选择那种能将腰胯部包起来的腹带。

（4）尝试温和的运动

妊娠期间，特别是妊娠中期，孕妇可尝试一些比较温和的运动来帮助缓解腰疼，例如孕妇瑜伽及游泳等。

（5）补充Ⅱ型胶原蛋白

妊娠期腰背部疼痛的原因与孕妇体内分泌的松弛激素导致骨骼和肌腱里的胶原蛋白减少有关，而这种胶原蛋白主要是Ⅱ型胶原蛋白。因而可以适量摄入富含Ⅱ型胶原蛋白的食物，以帮助增强骨骼和肌肉的支撑力量，缓解疼痛。

五

胎位不正

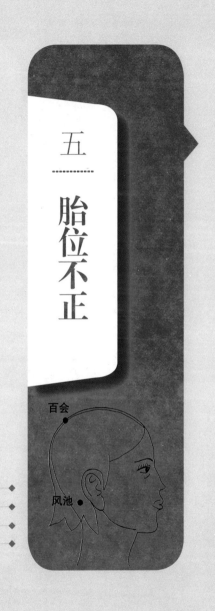

百会

风池

◆ 病因
◆ 症状
◆ 预防
◆ 调养

妊娠 30 周后，胎儿在子宫体内的位置不正常，称为胎位不正。多见于经产妇，或腹壁松弛者。胎儿多呈横位或臀位、斜位、足位。

妊娠期间，不宜久坐久卧，要适当加强运动，忌食寒凉性及胀气性食品，应养成规律的排便习惯，并保持乐观的心情。

病　因

导致胎位不正的原因有很多，与妊娠周数大小、骨盆腔大小与形状、子宫内胎盘大小与着床位置、产妇胎产次数、多胞胎妊娠、羊水不正常、脐带太短、是否有子宫内肿瘤或子宫先天性发育异常等因素有关。多数情况下不能够清晰分类，主要包括以下几点：

（1）羊水过多、经产妇腹壁松弛等，导致胎儿在宫腔内的活动范围过大。

（2）子宫畸形、胎儿畸形、多胎、羊水过少等，会使胎儿在宫腔内的活动范围过小。

（3）骨盆狭窄、前置胎盘、巨大胎儿等，使得胎头衔接受阻。

症　状

胎位不正的症状主要有腹部检查子宫呈纵椭圆形，子宫底部可触到圆而硬、按压有浮球感的胎头；耻骨联合上方可触到软、宽而不规则的胎臀；胎心音在脐上方左或右侧听得最清等。

预　防

胎位不正通常是无法预防的，但是可以经由一些方法来纠正胎位。建议孕妇可以在怀孕七八个月之后，尝试在家中施行膝胸卧式运动，经常做可以帮助胎位转正。具体操作方法参见本节爱心小贴士的相关内容，并在医生的指导下进行。

调　养

中药方剂

◎ 妊娠正位汤

【材料】　白术、白芍、茯苓、黄芪各9克，当归、泽泻、黄芩各6克，人参3克，川芎1.5克。

【制法】　将上述材料加清水煎煮，去渣取汁。

【服法】　每日1份，分2～3次服用，连服3周。

【功效】　补气血，矫胎位。适用于胎位不正。

◎ 气血双补汤

【材料】　当归、黄芪、川芎、党参、白芍、白术、续断、熟地黄、枳壳、甘草各10克。

【制法】　将上述材料加清水煎煮，去渣取汁。

【服法】　每日1份，日服3次。

【功效】　补气补血。适用于胎位不正。

灸法

◎ 艾灸法一

【取穴】　隐白穴。

【取法】 正坐垂足或仰卧伸直下肢，足大趾趾甲内侧缘线与基底部线的交点处为本穴。

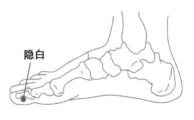

隐白

【方法】 使患者仰卧于床上，松开裤带，艾卷点燃灸双侧隐白穴各15分钟。

【功效】 益气健脾转胎。适用于胎位不正，以妊娠 7 个月时使用效果最佳。

◎ 艾灸法二

【取穴】 至阴穴。

【取法】 仰卧或正坐垂足，于足小趾趾甲外侧缘和基底部各作一直线，两线相交处为本穴。

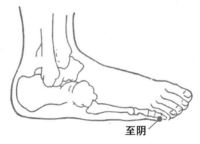

至阴

【方法】 用艾条熏灸双侧至阴穴，距离以热感能忍受为度。每日 1次，每次 15 分钟，7 日为 1 个调养周期。之后做妇科检查，无效者再行第 2 个周期的调养。也可配合补中益气汤口服。

【功效】 健脾益气，行气宽中。适用于胎位不正，以妊娠 7 个月左右使用为宜。

◎ 灯火灸

【取穴】 至阴穴。

【取法】 仰卧或正坐垂足，于足小趾趾甲外侧缘和基底部各作一直线，两线相交处为本穴。

【方法】 妊娠 8 个月后，用灯火灼灸至阴穴，左右双侧同灸。每日施灸 1 次，每次灸 1 ~ 3 壮，灸 2 ~ 3 次后作胎位检查 1 次，灸至胎位转正为止。

【功效】调理胎位。适用于胎位不正。

敷贴法

◎ 敷贴

【组方】新鲜生姜适量。

【取穴】至阴穴。

【取法】仰卧或正坐垂足，于足小趾趾甲外侧缘和基底部各作一直线，两线相交处为本穴。

【用法】将新鲜生姜捣成泥状，分别贴敷于双侧至阴穴并用保鲜膜包裹，使姜泥始终保持潮湿状态，如干燥可重新更换。贴敷后24小时行B超复查，如胎位未转正，继续贴敷2～3次后行B超复查。

【功效】适用于胎位不正。

洗足法

◎ 洗足

【组方】白术、黄芩、茯苓各20克。

【用法】将上述材料加水2000毫升煎煮后浸泡双足，每次20分钟。

【功效】补气清热转胎。适用于胎位不正。

艾熏足疗法

◎ 艾熏足疗调养

【组方】熟艾（陈久之艾）500克。

【用法】将500克熟艾制成艾条。孕妇取半仰卧位，或仰坐在靠背椅上，一下肢自然屈膝、脚下垂着地，膝略低于髋关节；另一下肢伸膝并低于髋关节30度左右，自然斜放，以感觉舒适为宜。取点燃的艾条熏疗伸直膝之足15～30分钟，每日1次，左右足调换体位分别进行熏疗。熏疗时，孕妇感觉熏疗之足温烫舒适，宫内胎儿翻动增强，翻动次数增多者为佳。

【功效】温调三阴、调摄冲任，以调理胞宫生理功能。适用于胎位不正。

❤ 爱心小贴士

胎位不正的纠正方法

胎位不正发生时，不要过于惊慌，在症状较轻的情况下，可以调整回来。在纠正过程中，要遵从医嘱，并养成良好的生活习惯。

（1）饮水法

每小时饮500~800毫升水，每天10次，连饮3天后休息3天，检查胎位是否纠正。

（2）胸膝卧式转胎

解尽小便，放松裤带，跪在铺有软物的硬板床上，头侧向一方贴在床上，双手前臂伸直置于头的两侧，胸部尽量与床贴紧，臀部抬高，使大腿与小腿成直角。每日做2次，开始时每次做3~5分钟，后增至每次做10~15分钟。胸膝卧位可使胎臀退出盆腔，增加胎位转为头位的机会。

（3）激光转胎

用激光照射孕妇的至阴穴，每日1次，每次10分钟。

（4）中药自疗

遵从医嘱。

（5）医生做外倒转术

将腹部子宫底部摸到的胎头，朝胎儿俯屈的方向回转腹侧，把胎头推下去的同时将臀部推上来，用手工方法逐渐一点一点地加以纠正。之后于胎儿颈部两侧垫软垫子，孕妇腹部缠浴巾或棉布，将胎儿固定为头位，待胎头衔接后解除。这一方法需由有经验的医师酌情进行操作，不可强行倒转。

（6）医生做内倒转术

只用于一些紧急情况下的胎位不正，如双胎的第二胎、无条件剖宫产和拒绝剖宫产的胎位不正。这一方法对母婴损害大，胎儿死亡率也高，尽量避免使用。

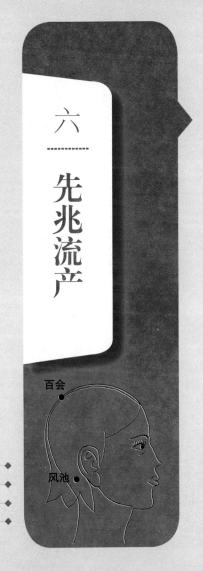

六

先兆流产

百会

风池

病因
症状
预防
调养

在妊娠早期（28周前）出现的阴道少量流血，时下时止，伴有轻微下腹痛及腰酸的一种疾病，称为先兆流产，中医称之为胎漏和胎动不安。中医认为，妊娠期间阴道少量出血，时下时止者，为胎漏；若妊娠期间仅有腰酸，腹部胀坠作痛，或伴有少量出血者，称胎动不安。这种病症可导致流产，治疗适当者可继续妊娠。

有先兆流产迹象者应放松精神，停止过于激烈的运动，保持周围环境安静，生活要有规律性，并按时接受产前检查。

病　因

引发先兆流产的原因有多种，其中最重要的因素为染色体异常。另外，母体方面的一些因素也是造成先兆流产的主要因素。

（1）染色体异常

染色体异常包括数量异常和结构异常两大类。夫妇中如有一人染色体异常即传至子代，导致流产或反复流产。

（2）母体因素

1）**母体全身性疾病**　一些疾病的病原毒素经胎盘侵入胎儿，可导致胎儿死亡，如肺炎、流行性感冒、疟疾等。高热、中毒、药物等因素，可促使子宫收缩而引起流产。某些严重慢性疾病会使胎儿缺氧而导致流产，如严重贫血、心力衰竭等。另外，母儿血型不合、免疫因素、严重贫血、肾炎、高血压、营养不良等，也可能导致流产。

2）**母体内分泌异常**　黄体功能不健全、子宫蜕膜组织发育不良、甲状腺功能低下等，也能影响胚胎的正常发育，从而引起流产。

3）**母体生殖器官疾病**　子宫缺陷可能导致流产，如先天性子宫畸形、子宫肌瘤、宫腔黏连等。子宫颈重度裂伤会导致母体不能承受胎儿的长大，会引起晚期流产。

4）不良习惯　孕妇在妊娠期间的一些不良习惯也可能导致流产，如吸烟、酗酒、过量摄入咖啡因，甚至吸毒等。

5）情绪因素　某些孕妇妊娠后，心理压力大，情绪波动严重，时常出现愤怒、忧伤等情绪，甚至有产前抑郁的现象发生，也会对胎儿的发育造成不良的影响。

（3）其他方面

1）妊娠期间，要节制性生活，保持严谨态度。不恰当的性生活，尤其是在怀孕早期的性生活易引起流产。

2）围产期间做妇科检查时，手法粗暴也是易引起流产的原因之一。另外，药物以及某些化学物质也会使胚胎难保。

症　状

先兆流产的临床症状常常有以下几种，需引起孕妇及家人的重视。

（1）阴道出血

按出血量的多少，可分为少量出血和大量出血；按出血规律性，可分为持续性出血和不规律出血。出血经常会被认为是流产的第一征兆，但妊娠期前三个月的阴道出血现象是很正常的。然而，若是出血伴随有疼痛感，则需要特别注意。

（2）疼痛

部分先兆流产患者会出现骨盆、腹部或者下背部的持续性疼痛。阴道出血的症状出现后，几小时或者几天后可能开始出现疼痛感。

（3）阴道血块

阴道会排出血块或浅灰色的组织。

（4）停经

大部分自然流产患者均存在过明显停经史。有这种情况的孕妇要谨慎对待，按时进行产前检查。

预 防

为了预防先兆流产的发生，可从以下几方面入手：

（1）妊娠期间，特别是妊娠早期，要注意劳逸结合，不要参加超负荷的体力劳动，并保持轻松愉快的心情。

（2）合理饮食，注意营养的摄入，特别是维生素 E 的摄入，因其具有保胎作用。妊娠期间可多吃松子、核桃、花生、豆制品等富含维生素E 的食物。

（3）妊娠期间要节制性生活，特别是妊娠 3 个月内，应禁止性生活。性生活时腹部会受到挤压，宫颈也会受到刺激而诱发宫缩。

（4）生殖道炎症也是诱发流产的原因之一，要多加留意。要保持外阴清洁，如果发生阴道炎症，需要立即就医。

（5）体质欠佳的女性更容易发生先兆流产，特别是患有结核、贫血、肺炎以及甲状腺疾病等的孕妇。这类女性在怀孕前要积极治疗原发病，病愈后再考虑怀孕。

（6）有流产史的孕妇应于再次妊娠后，听从医嘱服用少量孕激素安胎。而子宫颈口松弛的孕妇则可在妊娠 14 周左右进行子宫颈口结扎术，并于预产期前去除。

（7）注意远离有污染的环境，避免接触有害化学物质，尽量远离电脑、手机等辐射性物体，减少去公共场所的次数，以预防感染疾病。

调 养

中药方剂

◎ 八珍汤

【材料】白芍 15 克，黄芪 12 克，熟地黄 12 克，菟丝子 12 克，党参 10 克，白术 10 克，茯苓 9 克，当归 9 克，阿胶 9 克（烊化），川芎 4.5 克。

【制法】将上述材料加清水早晚各煎煮 1 次，去渣取汁。

【服法】 每日 1 份。早晚各 1 次，温热口服。

【功效】 养血益气安胎。适用于先兆流产。

◎ 泰山磐石散加减

【材料】 熟地黄 12 克，川续断 12 克，炒白芍 10 克，党参 9 克，黄芪 9 克，当归 9 克，黄芩 9 克，白术 9 克，菟丝子 9 克，阿胶 9 克（烊化），升麻 3 克，柴胡 3 克，砂仁 3 克（后下）。下腹空坠者加苎麻根 15 克。出血多者加仙鹤草 15 克。

【制法】 将上述材料加清水早晚各煎煮 1 次，去渣取汁。

【服法】 每日 1 份。早晚各 1 次，温热口服。

【功效】 益气安胎。适用于先兆流产。

◎ 保阴煎

【材料】 生地黄 30 克，旱莲草 12 克，生白芍 10 克，川续断 10 克，黄芩 10 克，怀山药 9 克，黄柏 9 克，麦冬 9 克，阿胶 9 克（烊化），甘草 3 克。

【制法】 将上述材料加清水早晚各煎煮 1 次，去渣取汁。

【服法】 每日 1 份。早晚各 1 次，温热口服。

【功效】 凉血安胎。适用于先兆流产。

药茶

◎ 苎麻根红枣饮

【材料】 苎麻根 15 克，核桃仁 10 克，红枣 10 枚。

【制法】 加水煮苎麻根，去渣留汁后再加红枣、核桃仁共煮。

【服法】 每日 1 份。

【功效】 补肾养血，止血安胎。适用于先兆流产。

◎ 南瓜蒂茶

【材料】 南瓜蒂 3 ~ 5 个。

【制法】 将南瓜蒂切片，加水煎汤。

【服法】 每日 1 次，5 日为 1 个调养周期。

【功效】 补脾益气，安胎。适用于先兆流产。

◎ 糯米黄芪饮

【材料】 糯米 30 克，黄芪 15 克，川芎 3 克。

【制法】 将上述材料加水 1000 毫升煎至 500 毫升，去渣取汁。

【服法】 每日 1 份，分 2 次服用。

【功效】 调气血，安胎。适用于先兆流产。

◎ 苎麻根桂圆茶

【材料】 苎麻根 30 克，桂圆 10 个。

【制法】 取上述材料加水煎煮，去渣取汁。

【服法】 代茶饮。

【功效】 安胎。适用于先兆流产。

◎ 金樱子蜜饮

【材料】 金樱子 100 克，蜂蜜 200 克。

【制法】 将金樱子洗净，加水煎煮 2 小时后取汁，再加水煎煮，如此反复 4 次。将 4 次煎汁混合继续煎熬至浓稠时，加蜂蜜拌匀，冷却后去浮沫。

【服法】 每次取 10 ~ 15 克稠膏，用温开水化开代茶饮。每日 2 次。

【功效】 补肾固胎。适用于先兆流产。

◎ 双蒂茶

【材料】 荷叶蒂 7 枚，南瓜蒂 2 枚。

【制法】 取上述材料加清水煎煮，去渣取汁。

【服法】代茶饮。

【功效】凉血安胎。适用于先兆流产。

◎ 丝瓜藤茶

【材料】丝瓜藤 60 克。

【制法】将丝瓜藤加水煎煮，去渣取汁。

【服法】代茶饮。

【功效】凉血安胎。适用于先兆流产。

◎ 白芍桑寄生茶

【材料】白芍 12 克，桑寄生 15 克，生龙牡 30 克，炒川续断 12 克，甘草 6 克。

【制法】取上述材料加水煎煮，去渣取汁。

【服法】每日 1 份，分 3 次代茶饮。

【功效】安胎。适用于先兆流产。

◎ 陈棕炭苎麻根茶

【材料】棕榈炭、苎麻根各 30 克。

【制法】取上述材料加水煎煮，去渣取汁。

【服法】每日 1 份，分 2 次代茶饮。

【功效】安胎。适用于先兆流产。

药粥

◎ 乌骨鸡糯米粥

【材料】乌骨鸡 1 只，糯米 100 克，葱、花椒、盐各适量。

【制法】将鸡去毛、内脏并洗净，切成细丝后加水煮烂，然后再放入糯米、葱、花椒、盐熬煮成粥。

【服法】空腹食用。

【功效】 益气养血，止崩安胎。适用于先兆流产。

◎ 鸡蛋粥

【材料】 鸡蛋 2 个，糯米 100 克，白糖 100 克，清水 750 毫升。

【制法】 将糯米淘净后加清水熬煮成粥，加白糖，将鸡蛋打散淋入粥内熬至粥稠即可。

【服法】 随意服食，1 日内食完。

【功效】 滋阴润燥，养血安胎。适用于先兆流产。

◎ 黑豆糯米粥

【材料】 黑豆 30 克，糯米 60 克，白糖适量。

【制法】 将黑豆、糯米分别洗净一同放入锅内，加入清水适量，以旺火烧沸后改用文火煮至豆烂熟，最后加适量白糖调味即可。

【服法】 佐餐食用。

【功效】 补肾益气，养血安胎。适用于妊娠腹痛。

◎ 圣愈粥

【材料】 党参、黄芪、白芍各 15 克，熟地黄 10 克，当归 6 克，川芎 3 克，粳米 100 克，白糖适量。

【制法】 将前 6 味材料加水 400 毫升煎至 100 毫升，去渣取汁后加粳米和水熬煮成粥，最后加白糖调味即成。

【服法】 温服。

【功效】 益气和血，补肾安胎。适用于先兆流产。

◎ 生地黄粥

【材料】 鲜生地黄 150 克，粳米 50 克，冰糖适量。

【制法】 鲜生地黄洗净捣烂，用纱布挤汁。将粳米洗净放入砂锅内，加井水（或自来水）500 毫升煮成稠粥后，将生地黄汁冲入，再加入冰糖，改用小火煮一沸即成。

【服法】 早晚餐温热食用。

【功效】 凉血安胎。适用于先兆流产。

◎ 阿胶糯米粥

【材料】 糯米 100 克，阿胶 5 克（打碎）。

【制法】 糯米用常法煮粥，待粥将熟时把阿胶加入粥锅内，边煮边搅匀，待粥熟胶化即可。

【服法】 早晚餐趁热食用，3 日为 1 个调养周期。

【功效】 益气安胎。适用于先兆流产。

◎ 安胎鲤鱼粥

【材料】 活鲤鱼 1 条（约重 500 克），苎麻根 20 ～ 30 克，糯米 50 克，葱、生姜、麻油、精盐各适量。

【制法】 鲤鱼去鳞及肠杂，洗净后切片煎汤。再取苎麻根加水 200 克煎至 100 克，去渣留汁，并倒入鲤鱼汤中，加糯米和葱、生姜、麻油、精盐各适量，煮成稀粥即成。

【服法】 早晚餐趁热食用，3 ～ 5 日为 1 个调养周期。

【功效】 安胎，止血，消肿。适用于先兆流产。

◎ 杜仲大枣粥

【材料】 杜仲 15 克，山茱萸 10 克，鹿角胶 5 克，大枣 10 枚，粳米 100 克，白糖适量。

【制法】 将杜仲水煎取汁，加粳米、大枣、山茱萸煮粥，待粥熟时调入鹿角胶、白糖，再煮一二沸即可。

【服法】 每日 1 份，早晚餐食用。

【功效】 补益肝肾，暖宫安胎。适用于先兆流产。

◎ 大枣糯米粥

【材料】 大枣 15 枚，糯米 50 克。

【制法】 将大枣洗净、泡发，与淘洗干净的糯米一同煮粥。

【服法】 早晚餐食用，每日1碗。

【功效】 补肾益气安胎。适用于先兆流产。

药汤

◎ 二莲蛋黄汤

【材料】 莲子肉、百合各30克，莲须12克，红枣4枚，鸡蛋2个。

【制法】 将前4味材料洗净，红枣去核，莲子去心，一起入锅加适量清水，大火煮沸后改用文火煮1小时左右，之后把鸡蛋磕破，取蛋黄放入汤中，煮至蛋黄刚熟即成。

【服法】 吃蛋喝汤，也可加少量白糖调味。

【功效】 养心除烦，安神固胎。适用于先兆流产。

◎ 安胎汤

【材料】 桑寄生45克，菟丝子30克，鸡蛋3个。

【制法】 将前2味材料与鸡蛋放入锅中加适量水共煮，等鸡蛋熟后将鸡蛋皮敲破，再继续煮10分钟，使药汁浸入鸡蛋即可。

【服法】 喝汤吃鸡蛋，每日2次。

【功效】 益肾固冲，安胎。适用于先兆流产。心烦口渴、口舌生疮、大便秘结者不宜用。

◎ 阿胶鸡蛋汤

【材料】 阿胶10克，鸡蛋1个。

【制法】 将鸡蛋打入碗内并搅匀。锅内加清水1碗，烧沸后加阿胶烊化后淋入鸡蛋中，制成蛋花汤，再加食盐调味即成。

【服法】 温服。

【功效】 滋阴养血。适用于先兆流产。

◎ 枸杞鱼胶汤

【材料】 枸杞 10 克，鱼鳔胶 15 克，红糖适量。

【制法】 将枸杞加适量清水煮沸后，加入捣碎的鱼鳔胶烊化、煮沸后，加入红糖调味服食。

【服法】 佐餐食用。每日 1 份，连食 3 ～ 5 日。

【功效】 益肾安胎。适用于先兆流产。

◎ 鸡肝菟丝子汤

【材料】 鸡肝 2 具，菟丝子 15 克。

【制法】 将菟丝子水煎后去渣、取汁，并下入鸡肝煮熟。

【服法】 吃鸡肝饮汤，每日 1 份。

【功效】 益肾安胎。适用于先兆流产。

◎ 何首乌羹

【材料】 何首乌粉适量。

【制法】 将何首乌粉用开水冲成羹糊状。

【服法】 佐餐食用。

【功效】 补益肝肾，润肠健脾。适用于先兆流产。

◎ 枸杞二肚汤

【材料】 猪肚 100 克，鱼肚 30 克，枸杞 10 克，调料适量。

【制法】 将猪肚洗净、切片，鱼肚发开，与枸杞等同放锅中，加清水适量煮熟即成。

【服法】 饮汤食猪肚及枸杞，可使用调味品拌服。

【功效】 补肾健脾，滋阴益气。适用于先兆流产。

◎ 苏梗砂仁莲子汤

【材料】 紫苏梗 9 克，砂仁 5 克，莲子（去皮、心）60 克。

【制法】 将莲子放入砂锅中，加水 500 毫升，用小火炖至九成熟后加入紫苏梗、砂仁及 250 毫升水，用小火继续炖至莲子熟透即成。

【服法】 佐餐食用。一般服 5 ～ 7 次有效。

【功效】 补肾益气。适用于先兆流产。

保健菜肴

◎ 菟丝子煨鸡肉

【材料】 鸡肉 200 克，菟丝子 30 克。

【制法】 将菟丝子洗净并用纱布包好，与鸡肉一同入锅炖熟，最后加调料调味即成。

【服法】 吃肉喝汤。每日 1 次，连服 5 ～ 7 日。

【功效】 益肾，养血，安胎。适用于先兆流产。

◎ 瓜蒂炒米粉

【材料】 干番瓜蒂 50 克，炒米粉 500 克，白糖适量。

【制法】 将瓜蒂在瓦片上用文火烤至成炭，研成粉后拌入炒热的米粉中，最后加白糖调味即成。

【服法】 每日 1 次，连服 7 日。

【功效】 健脾益气，安胎。适用于先兆流产。

◎ 茅根鸡

【材料】 老母鸡 1 只，鲜茅根 60 克，食盐适量。

【制法】 将母鸡宰杀后去毛及内脏并洗净，与茅根同放锅内加水炖煮至烂熟，最后加少许食盐调味即成。

【服法】 佐餐服用。

【功效】 清热凉血，止血安胎。适用于先兆流产。

◎ 阿胶鸡蛋羹

【材料】 鸡蛋 2 个，阿胶 15 克。

【制法】 将鸡蛋去壳搅匀，阿胶烊化后倒入鸡蛋内，加1碗清水并搅匀，蒸熟成羹后加少许食盐调味即可。

【服法】 每日1份。

【功效】 滋阴养血，补虚安胎。适用于先兆流产。

◎ 地骨皮炖乌鸡

【材料】 净乌骨鸡1只（约重1500克），母鸡1/2只（约重500克），猪肘300克，地骨皮120克，葱段10克，生姜片5克，黄酒15克，胡椒粉2克，精盐4克，味精1克。

【制法】 将净乌骨鸡的腿别在肚腔内，用沸水烫过；地骨皮用温水洗净；猪肘用刀刮洗干净；母鸡宰杀洗净备用。把大砂锅置大火上，加足量清水后放入母鸡、猪肘、葱段、生姜片，烧开撇去浮沫并移至小火上慢炖。炖至母鸡和猪肘五成烂时，加入乌骨鸡和地骨皮同炖，用精盐、黄酒、味精、胡椒粉调好味，炖至鸡酥烂时即成。

【服法】 佐餐食用。分3次食完。

【功效】 清热凉血。适用于先兆流产。

◎ 黄芩蒸猪腰

【材料】 猪腰子1个，黄芩10克，莲子10粒，鲜汤、麻油、味精、精盐各适量。

【制法】 将猪腰去筋膜、洗净、切片后放入碗中，上放黄芩、莲子，并加鲜汤适量，上笼蒸熟后去黄芩，加味精、麻油、精盐适量调味即成。

【服法】 每日1份。

【功效】 清热养血，补肾安胎。适用于先兆流产。

◎ 当归生姜炖羊肉

【材料】 羊肉250克，当归30克，生姜15克。

【制法】 先把羊肉放到沸水中烫一下取出，再把当归、生姜用纱布包好，同羊肉一起放入炖锅内，隔水炖熟。

【服法】佐餐食用。

【功效】养血益气安胎。适用先兆流产。

◎ 当归羊肝

【材料】羊肝60克，当归10克，调料适量。

【制法】当归洗净切片，用纱布包好备用。羊肝洗净、切片，与当归包一同放入锅内炖煮，炖熟后取出当归包。

【服法】羊肝用调料调味后佐餐食用。

【功效】养血益气安胎。适用于先兆流产。

◎ 党参杜仲煮龟肉

【材料】党参30克，杜仲30克，龟肉90克。

【制法】将龟肉切块，与党参、杜仲一同放入砂锅中加1000毫升水，以小火煮至龟肉熟透。

【服法】佐餐食用。一般连用7～10次有效。

【功效】益气安胎。适用于先兆流产。

敷贴法

◎ 法一

【组方】大黄、板蓝根、芒硝、浮萍、海蛤粉各3克。

【用法】将上述材料共研成细末，过筛后瓶贮备用。嘱孕妇平卧于床上，取混合粉末15克用米汤调成糊状，并涂敷在患者脐孔部，厚1.5～2厘米，外以纱布覆盖、胶布固定。每日更换1～2次，一般涂敷2～3次可安胎。

【功效】清热凉血，止血安胎。适用于先兆流产。

◎ 法二

【组方】吴茱萸适量。

【用法】将吴茱萸研末，用酒调成糊状后敷脚心，胎安即洗去。

【功效】平肝逆，保胎元。适用于先兆流产。

◎ 法三

【组方】灶心土（伏龙肝）16克。

【用法】将其研末，以水湿润后涂于脐下。

【功效】健脾和中，益气安胎。适用于先兆流产。

◎ 法四

【组方】炒杜仲（砂炒）、炒补骨脂各20克。

【用法】将上述材料共研为细末，过筛后取药末适量，加水调成膏状，敷于患者脐中神阙穴，外以纱布包裹。

【功效】益肾安胎。适用于先兆流产。

按摩法

◎ 按摩

【取穴】肾俞、脾俞、命门、足三里穴。

【取法】肾俞：俯卧，先取命门穴（与脐相对），命门旁开1.5寸处为本穴；脾俞：俯卧，第十一胸椎棘突下，旁开1.5寸处为本穴；命门：俯卧或正坐，与脐孔相对的棘突下缘为本穴；足三里：正坐屈膝，以患者本人手按在膝盖上，食指抚于膝下胫骨，中指指尖处为本穴。

【方法】用一手掌掌面在下腹部轻轻做顺时针方向摩动30圈，而后做逆时针方向摩动30圈，不可重按，并用拇指按压肾俞、脾俞、命门及足三里穴，每穴按1分钟，以有酸胀感为度。

【功效】适用于先兆流产。

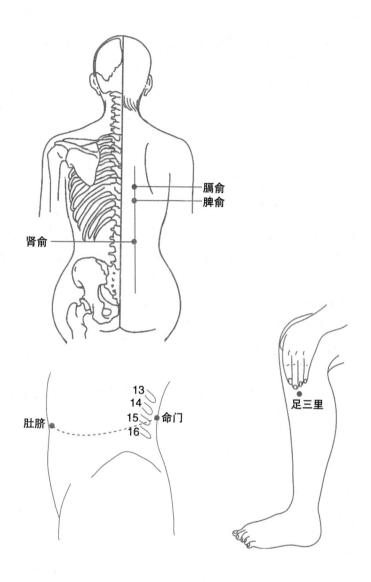

膈俞
脾俞

肾俞

13
14
肚脐　15　命门
16

足三里

香佩法

◎ 香佩

　　【组方】桑寄生、补骨脂、川续断、炒杜仲、白术、黄芩、砂仁、巴戟天各 10 克。

【用法】 将上述材料分别碾末，混合均匀后做成药物肚兜，经常佩带，每10日更换1次。

【功效】 适用于先兆流产。

先兆流产保胎调养的注意事项

若孕妇出现先兆流产的迹象，一定要尽快就医，进行检查与治疗，遵从医嘱，积极配合，切莫擅自服用药物及使用民间偏方等。先兆流产的保胎调养需要注意以下几点：

（1）保胎过程中，孕妇宜卧床休息，严禁性生活。

（2）要尽量避免重复的阴道检查。

（3）尽量减少下蹲动作，避免颠簸与振动等。

（4）通过调节饮食起居，防止便秘和腹泻的发生。

（5）孕妇要尽量保持身心舒畅，减轻心理负担，消除顾虑，尽量排解消极情绪，积极安胎。

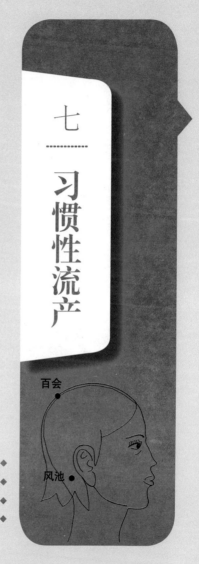

七
....

习惯性流产

百会

风池

病因
症状
预防
调养

妊娠 6 个月（不足 28 周）以内产出尚不具备独立生存能力的胎儿，称为流产。而自然流产连续发生 3 次以上，且每次流产发生于同一个妊娠月，则称为习惯性流产，中医称之为滑胎。

习惯性流产根据发生时间，可分为早期习惯性流产及晚期习惯性流产；根据习惯性流产前有无正常生育史，可分为原发性习惯性流产与继发性习惯性流产。

妊娠后，孕妇要注意营养的摄入，合理安排生活作息，注意个人卫生，避免疲劳和精神刺激，节制性行为，并且要注意对外感疾病的预防，以避免习惯性流产的发生。

病　因

引起习惯性流产的因素十分复杂，临床上有四十余种疾病可能导致习惯性流产的发生。其中主要包括以下因素：

（1）染色体因素

染色体异常的精子质量差，很难使卵子受精，即便受精成功也容易导致流产。

（2）免疫因素

胚胎对于母体来说是异物，所以会遭到母体的免疫排斥。与此同时，受孕的母体中存在着一种阻断抗体，以保护胎儿免遭排斥。但当夫妇间的细胞分型相似性较高时，抗原不足，使流产的可能性大大增加。

（3）精子因素

质量不好的精子很难使女方受孕，即便在这样的情况下受孕，也可能会导致流产。

（4）其他因素

妊娠期间的性生活会对受孕子宫产生机械刺激，而精液中的前列腺素也会刺激子宫收缩，可能会引起流产。男方的工作、生活环境中若接触某些可损害生殖细胞、诱发精子染色体畸变等的有害因素也会引发习惯性流产。

症　状

习惯性流产的临床症状与一般流产相似，也分不同阶段，孕妇及家人要多多注意，并谨慎对待。其早期症状与晚期症状如下：

（1）早期症状

1）阴道少许出血　患有习惯性流产的孕妇其早期症状与一般流产的症状极为相似。阴道出血的情况可能会延续几天或几周，但出血量一般较少。若出血量增多，则说明可能会发生流产的情况。

2）下腹疼痛　患有习惯性流产的孕妇会出现下腹部位隐隐作痛的感觉，一般伴有阴道少量出血。

3）妊娠物排出　若子宫内的妊娠物排出一部分，则称为不完全流产；若子宫内部妊娠物完全排出体外，则称为完全流产。一旦出现这种情况，应及时就医，进行清宫处理，避免感染的发生。

（2）晚期症状

在习惯性流产晚期，阴道的出血量会增加，腹部的疼痛感会加剧。此时检查宫颈，可发现宫颈扩张，或看到胎囊在宫颈口堵塞。

预　防

导致习惯性流产的因素很多，做好以下事项有利于预防习惯性流产的发生。

（1）一般情况下，流产后的半年内不适合再次受孕，要做好避孕措施，半年之后再怀孕则可减少流产发生的概率。

（2）备孕时，夫妻双方都要进行全面的体检，特别是遗传学染色体检查。

（3）男性一方要做生殖系统检查。若有菌精症，要待治愈后再进行备孕。

（4）要根据医嘱做血型鉴定，包括 Rh 血型系统。

（5）针对黄体功能不全的药物治疗时间，要超过上次流产的妊娠期限。

（6）女性若有甲状腺功能低下的现象，要待甲状腺功能恢复正常之后再备孕，妊娠期间也要坚持服用抗甲低的药物。

（7）对于子宫内口松弛的孕妇，可选择做内口缝扎术。

（8）孕妇要注意休息，保持生活规律，合理饮食，保持情绪的稳定，节制性行为，保持情绪的稳定，特别是在上次流产的妊娠期内。

（9）备孕时，夫妻双方要避免接触有毒物质和放射性物质。

调 养

中药方剂

◎ 胎元饮加减

【材料】黄芪 15 克，党参 12 克，白术 12 克，菟丝子 12 克，熟地黄 12 克，杜仲 10 克，白芍 9 克，阿胶 9 克（烊化），当归 9 克，陈皮 6 克，炙甘草 3 克。下腹下坠感者加升麻 9 克。气虚重者加吉林人参 6 克（另煎），分 2 次服。腰酸者加杜仲 12 克，狗脊 10 克。出血者加仙鹤草 30 克。

【制法】将上述材料加清水早晚各煎煮 1 次，去渣取汁。

【服法】每日 1 份。早晚各 1 次，温热口服。

【功效】补气养血安胎。适用于习惯性流产。

◎ 寿胎丸

【材料】 黄芪15克，仙鹤草15克，菟丝子12克，川续断12克，狗脊12克，党参12克，杜仲12克，桑寄生9克，阿胶9克（烊化），巴戟天9克。

【制法】 将上述材料加清水早晚各煎煮1次，去渣取汁。

【服法】 每日1份。早晚各1次，温热口服。

【功效】 补肾益气安胎。适用于习惯性流产。

药茶

◎ 泽兰大枣茶

【材料】 泽兰10克，大枣30克，绿茶1克。

【制法】 将泽兰、大枣洗净，与绿茶同放入茶杯中（用磁化杯更好），以刚沸开的水冲泡，加盖闷30分钟即可服用。

【服法】 饮茶汤，最后将大枣吃完。每日数次。

【功效】 活血化瘀，健脾舒气。适用于习惯性流产。

◎ 葡萄干蜜枣红茶

【材料】 葡萄干30克，蜜枣25克，红茶1.5克。

【制法】 将红茶、葡萄干、蜜枣加400克水，煮沸3分钟后即成。

【服法】 每日1份，分3次代茶饮。

【功效】 益气养血，调补脾胃，除烦安胎。适用于习惯性流产。

◎ 益母草川续断茶

【材料】 益母草15克，川续断20克，川芎10克。

【制法】 将上述材料水煎取汁。

【服法】 每日1份，分2次代茶饮。

【功效】 活血化瘀养胎。适用于习惯性流产。

◎ 益母草桃仁茶

【材料】 益母草 60 克，桃仁 15 克。

【制法】 将上述材料水煎取汁。

【服法】 代茶饮。

【功效】 安胎止血。适用于习惯性流产。

◎ 川续断杜仲茶

【材料】 川续断 30 克，杜仲 30 克，桑寄生 30 克，菟丝子 30 克。

【制法】 将上述材料水煎取汁。

【服法】 每日 1 份，代茶饮。

【功效】 补肾安胎。适用于习惯性流产。

◎ 苎麻根葡萄干茶

【材料】 苎麻根 30 克，白葡萄干 30 克。

【制法】 将上述材料水煎取汁。

【服法】 每日 1 份，代茶饮。

【功效】 安胎止血。适用于习惯性流产。

药粥

◎ 糯米山药粥

【材料】 生山药 50 克，杜仲、川续断、苎麻根各 25 克，糯米 50 ～ 100 克。

【制法】 先加水煎川续断、杜仲、苎麻根，去渣取汁后加入糯米及捣碎的山药，一同煮为粥。

【服法】 空腹服食。

【功效】 固肾益气，安胎。适用于惯性流产。

◎ 猪腰子糯米粥

【材料】 猪腰子 1 对，糯米 100 克，调料适量。

【制法】 将猪腰子洗净、切碎后加调料与糯米一同煮粥。

【服法】 早晚餐食用，每日 1 份。

【功效】 补肾安胎。适用于习惯性流产。

◎ 豆浆粳米粥

【材料】 豆浆 2 碗，粳米 50 克，白糖适量。

【制法】 将粳米淘洗干净，以豆浆煮米成粥，熟后加白糖调匀即成。

【服法】 每日早晚空腹服食。

【功效】 调和脾胃，清热润燥。适用于习惯性流产。

◎ 小黄米母鸡粥

【材料】 老母鸡 1 只，红壳小黄米适量。

【制法】 将老母鸡宰杀去毛及内脏，洗净后切成小块，入锅加水炖煮，先用大火煮沸除去汤面浮物，再用小火慢炖至鸡软，然后将淘洗干净的小黄米加入鸡汤中煮粥，煮至鸡烂粥稠即成。

【服法】 早晚餐食用。

【功效】 安胎。适用于习惯性流产。

◎ 党参杜仲糯米粥

【材料】 党参、杜仲各 30 克，糯米 100 克。

【制法】 将前 2 味材料用纱布包好，与淘洗干净的糯米一同入锅，加水 1000 克，先用大火烧开，再转用小火熬煮成稀粥。

【服法】 早餐或晚餐顿服。

【功效】 补肾安胎。适用于习惯性流产。

药汤

◎ 杜仲羊肾汤

【材料】 羊肾 2 个，杜仲 10 克。

【制法】 将羊肾去脂膜、洗净、切碎，与杜仲共入砂锅中炖至羊肾熟透，去杜仲渣，调味即成。

【服法】 空腹食用。

【功效】 补益肝肾。适用于习惯性流产。

◎ 乳鸽枸杞汤

【材料】 乳鸽 1 只，枸杞 30 克，精盐适量。

【制法】 将乳鸽去毛及内脏杂物，洗净后放入锅内加水与枸杞共炖，熟时加盐少许。

【服法】 饮汤吃肉，每日 2 次。

【功效】 益气补血理虚。适用于习惯性流产。

◎ 黄芪鲈鱼汤

【材料】 活鲈鱼 1 条（约重 250 克），黄芪 60 克，党参 20 克，生姜 15 克。

【制法】 宰杀鲈鱼，去鳃、鳞及肠杂。将黄芪、党参洗净。将生姜洗净，拍扁。将全部用料放入锅内，加清水适量，用大火煮沸后改用小火再煮 1 ~ 1.5 小时，最后加精盐调味。

【服法】 饮汤吃鱼肉，随意服食。

【功效】 健脾益气，养血安胎。适用于习惯性流产。血热内盛者忌用。

◎ 杜仲猪肚汤

【材料】 猪肚 200 克，杜仲 50 克，续断 20 克，桑寄生 30 克。

【制法】 将猪肚内壁用精盐反复揉搓，用清水冲洗干净后切块。将其余用料洗净后用纱布包好。将全部用料放入锅内，加清水适量，用小火煮 2～3 小时，取出布包，加精盐调味即成。

【服法】 饮汤吃肉，随意服食。

【功效】 补肾固冲安胎。适用于习惯性流产。肾阴不足者忌用。

◎ 鸡蛋枣汤

【材料】 鸡蛋 2 个，大枣 10 个，红糖适量。

【制法】 锅内放水煮沸后打入鸡蛋卧煮，水再沸时下大枣及红糖，用小火煮 20 分钟即可。

【服法】 佐餐食用。

【功效】 适用于习惯性流产。

保健菜肴

◎ 枸杞根炖老母鸡

【材料】 老母鸡 1 只（约重 500 克），枸杞根（鲜品）25 克，食盐适量。

【制法】 宰杀老母鸡，去内脏后洗净。将枸杞根洗净，切段。砂锅中放入母鸡、枸杞根，加入适量清水，用旺火煮沸后改用文火炖 3 小时至肉烂熟，最后加食盐调味即成。

【服法】 每日 1 份，分 3 日食完。

【功效】 补肾健脾，养血安胎。适用于习惯性流产。

◎ 杜仲猪腰

【材料】 猪腰 1 个，杜仲末 10 克，椒盐适量。

【制法】 将猪腰去脂膜并洗净、切片，用椒盐腌去腥水，拌入杜仲末后用荷叶包裹，煨熟即成。

【服法】 佐餐食用。

【功效】 补益肝肾。适用于习惯性流产。

◎ 杜仲鸡

【材料】 乌骨鸡 1 只（约重 500 克），炒杜仲、桑寄生各 30 克。

【制法】 先将乌骨鸡闷死（不用刀杀），去除毛杂和内脏，然后用纱布将杜仲和桑寄生包好放入鸡腹内，再加水将鸡煮至烂熟，最后将鸡腹内的杜仲和桑寄生取出丢弃，加入调料即可食用。

【服法】 可饮汤食鸡，分 2 ～ 3 次服完，可于妇女怀孕前服用，也可在其怀孕后服用。

【功效】 适用于习惯性流产患者。阴虚火旺的妇女不宜使用。

◎ 杜仲五味子炖羊肾

【材料】 羊肾 1 对，杜仲 15 克，五味子 6 克，精盐、葱各适量。

【制法】 将羊肾洗净、去臊腺脂膜，切碎后放入砂锅内。将杜仲、五味子用纱布包好。将备好的上述材料一同入锅，加适量水，用大火烧沸后转用小火炖至羊肾熟透，加入精盐、葱煮一二沸即成。

【服法】 空腹食用。

【功效】 补肝肾，强筋骨，温阳固精。适用于习惯性流产。

◎ 归参大枣煲鸡蛋

【材料】 党参 10 克，当归 9 克，大枣 10 枚，鸡蛋 10 枚。

【制法】 先煮当归、党参及大枣，去渣取汁，将鸡蛋放入汤汁内煲熟即成。

【服法】 空腹食用。

【功效】 补气养血。适用于习惯性流产。

◎ 糖饯大枣

【材料】 花生米 100 克，大枣 50 克，红糖 50 克。

【制法】 将大枣洗净后用温水浸泡，花生米略煮后去皮备用。将枣与花生米同入小砂锅内，加水适量，用小火煮 30 分钟后捞出花生米，锅中加红糖，待其溶化收汁后即成。

【服法】 佐餐食用。

【功效】 养血理虚。适用于习惯性流产而伴贫血者。

敷贴法

◎ 法一

【组方】 当归、党参、生地黄、杜仲、川续断、桑寄生、地榆、砂仁、阿胶各 30 克，炒蚕沙 45 克，熟地黄、黄蜡各 60 克，麻油 750 克，黄丹 360 克，煅紫石英、煅赤石脂、煅龙骨各 21 克。

【用法】 取黄丹及其之前的材料熬收为膏，再下煅紫石英、煅赤石脂、煅龙骨各 21 克搅匀。首月贴腰眼，7 日换 1 次；3 个月后半月换 1 次，十个月满为止。

【功效】 补肾益气固胎。适用于习惯性流产。

◎ 法二

【组方】 当归、白芍、地黄、白术、甘草、黄芩、续断、黄芪、肉苁蓉、木香、益母草、龙骨各适量。

【用法】 将上述材料制成大小为 13.5×13 厘米的膏药，每膏重 15 克。使用时温热化开，贴于脐部。

【功效】 益气养血，固肾安胎。适用于习惯性流产。

按摩法

◎ 按摩

【取穴】 上脘、中脘、下脘、气海、关元、脾俞、肾俞穴。

【取法】 上脘：仰卧，前正中线上，脐中上 5 寸处为本穴；中脘：仰卧，前正中线上，脐中上 4 寸处为本穴；下脘：仰卧，前正中线上，脐中上 2 寸处为本穴；气海：仰卧，前正中线上，脐中下 1.5 寸处为本穴；关元：仰卧，前正中线上，脐中下 3 寸处为本穴；脾俞：俯卧，第十一胸椎棘突下，旁开 1.5 寸处为本穴；肾俞：俯卧，先取命门穴（与脐相对），命门穴旁开 1.5 寸处为本穴。

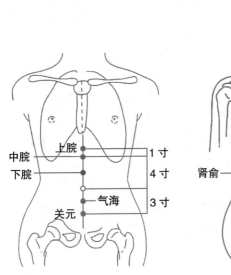
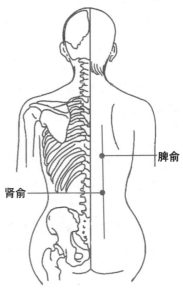

【方法】 分别按摩以上各穴。

【功效】 适用于习惯性流产。

（2）甲鱼

它虽然具有滋阴益肾的功效，但是其性味咸寒，有较强的通血络和散瘀血的作用，因而食用时有一定堕胎的危险，尤其是鳖甲的堕胎之力比鳖肉更强。

（3）薏苡仁

它是一种药食同源之物，中医认为其质滑利。药理实验证明，薏苡仁对子宫平滑肌有兴奋作用，可促使子宫收缩，因而食用时有诱发流产的可能。

（4）马齿苋

它既是草药又是蔬菜，其性寒凉而滑利。实验证明，马齿苋汁对子宫有明显的兴奋作用，能使子宫收缩次数增多、强度增大，容易造成流产。

（5）芦荟

孕妇如果饮用芦荟汁，会导致子宫出血，甚至造成流产。生产后的女性若饮用芦荟汁，会使其成分混入乳汁，刺激孩子，引起下痢。

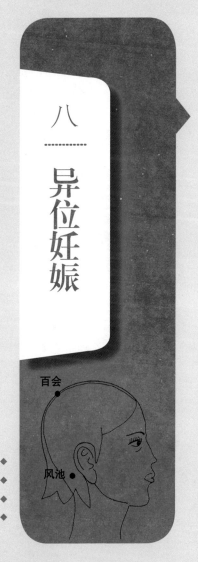

八

异位妊娠

- 病因
- 症状
- 预防
- 调养

百会

风池

孕卵在子宫体腔外着床发育的异常妊娠过程，称为异位妊娠，也称宫外孕。但二者并不是完全等同的概念。宫外孕指的是发生在子宫以外的妊娠，如输卵管妊娠、卵巢妊娠、腹腔妊娠等；而异位妊娠指的是孕卵位于正常着床部位之外的妊娠，还包括宫颈妊娠、间质部妊娠以及子宫残角妊娠。异位妊娠是一种极为危险的病症，至今仍为妊娠并发症的主要死亡原因之一。中医认为，异位妊娠未破裂时与胎动不安相似，破裂后相当于中医的"少腹瘀血"。

妊娠期间，孕妇一定要积极预防盆腔炎性疾病，一旦患病，要及时治疗。有过输卵管手术史及患有生殖器官肿瘤等的孕妇要格外谨慎。

病　因

异位妊娠的发病机理与少腹宿有瘀滞，冲任不畅，或先天肾气不足等有关，主要由以下几个方面的因素引起。

（1）慢性输卵管炎

由淋病、产后感染、盆腔结核、孕卵游走等造成的慢性输卵管炎是导致输卵管妊娠的常见原因。输卵管内膜炎会造成管腔狭窄，纤毛功能受损，影响孕卵的转运；输卵管周围炎症会影响输卵管的运动，使得管腔发生扭曲，从而影响孕卵的运行，造成输卵管妊娠。

（2）输卵管发育或功能异常

输卵管发育异常主要包括输卵管过长、肌层发育不良、黏膜缺失等；功能异常主要是指输卵管蠕动异常，输卵管痉挛，影响孕卵运行，造成输卵管妊娠。

（3）输卵管绝育史及手术史

有过输卵管绝育史及手术史的孕妇，输卵管妊娠的发生概率为10%～20%。曾因不孕接受输卵管黏连分离术、输卵管吻合术或是输卵管造口术的孕妇，其输卵管妊娠的发生概率也会有所增加。

（4）盆腔子宫内膜异位症

目前临床上认为，异位妊娠主要是由内异症引起的输卵管周围黏连而导致的。异位的内膜可能会对孕卵有趋化作用，促使孕卵在子宫腔外着床。

（5）子宫肌瘤或卵巢囊肿

子宫肌瘤或卵巢肿瘤的存在会压迫输卵管，影响管腔通畅，使受精卵运行受阻，增加异位妊娠发生的可能性。

（6）辅助生育技术与避孕失败

辅助生育技术的应用，使得异位妊娠的发生率较以往有所增加，尤其是既往少见的卵巢妊娠、宫颈妊娠、腹腔妊娠等。宫内节育器避孕的失败，会使发生异位妊娠的概率变大。

症　状

异位妊娠流产或破裂前，症状和体征均不明显，破裂后根据病情急缓可分为急性异位妊娠和陈旧性异位妊娠两大类。

（1）急性异位妊娠

1）停经　除了间质部妊娠停经时间相对较长之外，大多数患者会有6～8周停经史。一般在停经后发生腹痛，阴道出血等症状。

2）腹痛　腹痛是异位妊娠的主要症状，是由输卵管膨大、破裂以及血液刺激腹膜等多种因素引起的。破裂时，表现为一侧下腹撕裂样疼痛，常伴有恶心呕吐。若血液局限于病变区，有下腹局部疼痛；当血液积聚在子宫直肠陷凹时，肛门出现坠胀感；出血量过多时，疼痛由下腹向全腹扩散，血液刺激膈肌，引起肩胛部放射性疼痛及胸部疼痛。

3）阴道出血　胚胎死亡后，常伴有不规则阴道出血，血色暗红、量少，一般不超过月经量，但淋沥不净，少数患者流血量较多。

4）**晕厥与休克**　由于腹腔内急性出血，血容量减少，并会出现剧烈腹痛，故轻者会出现晕厥，重者会出现失血性休克。

5）**腹部包块**　异位妊娠流产或破裂后，形成血肿时间较久，血液凝固，并与周围组织或器官发生黏连而形成包块。位置较高或较大的包块，可在腹部扪及。

（2）**陈旧性异位妊娠**

陈旧性异位妊娠患者停经后有反复内出血发作史，阴道不规则出血，有阵发性腹痛，伴有附件肿块及低热。如合并继发感染，会表现为高热。

预　防

孕前应做好以下准备工作：

（1）多次终止妊娠是导致异位妊娠发病率上升的主要因素之一，对于暂时无妊娠计划的女性，一定要做好避孕工作；

（2）计划怀孕时，一定要做到戒烟戒酒，保持良好的生活习惯；

（3）积极防治盆腔炎等妇科疾病，降低慢性输卵管炎的发生率；

（4）有输卵管手术史的患者有妊娠意愿时，一定要密切监护，并在医生的指导下试孕；

（5）采取宫内节育器避孕的女性，应做好定期检查，一旦发现盆腔炎症，必须及时治疗；

（6）对于正常受孕有困难的女性，如果需要服用排卵药物，一定要遵从医嘱，在医生的指导下进行。

孕后不可麻痹大意，对于曾经发生过异位妊娠的女性，如果再次怀孕，最好在停经后 6 周内到医院做一次全面的早孕检查，以及时排除是否再次发生异位妊娠。

调 养

中药方剂

◎ 宫外孕 1 号方加减

【材料】 丹参 15 克，党参 15 克，黄芪 15 克，赤芍 15 克，桃仁 9克，莪术 9 克，三棱 9 克。发热感染者加蒲公英 30 克，金银花 9 克。胸闷纳少者加枳壳 9 克，川厚朴 9 克。

【制法】 将上述材料加清水早晚各煎煮 1 次，去渣取汁。

【服法】 每日 1 份。早晚各 1 次，温热口服。

【功效】 益气化瘀，活血止痛。适用于异位妊娠。

◎ 宫外孕 2 号方加减

【材料】 赤芍 15 克，丹参 15 克，败酱草 12 克，桃仁 9 克，莪术 9克，木香 9 克，三棱 9 克，炙乳香 5 克，炙没药 5 克。气血虚弱者加党参 15 克，黄芪 12 克。大便秘结者加生大黄 9 克（后下），枳实 9 克。发热腹痛者加大血藤 30 克，蒲公英 15 克。

【制法】 将上述材料加清水早晚各煎煮 1 次，去渣取汁。

【服法】 每日 1 份。早晚各 1 次，温热口服。

【功效】 活血化瘀，破坚散结。适用于异位妊娠。

药茶

◎ 芪归大枣茶

【材料】 黄芪 30 克，大枣 30 克，当归 10 克。

【制法】 水煎上 3 味材料，去渣取汁。

【服法】 每日 1 份，代茶饮。

【功效】 补气养血。适用于异位妊娠失血后气血虚弱者。

◎ 黄芪菟丝子茶

【材料】 黄芪 30 克，菟丝子、巴戟天各 12 克。

【制法】 水煎上 3 味材料，去渣取汁。

【服法】 每日 1 份，代茶饮。

【功效】 补肾益气。适用于异位妊娠血止后肾气虚弱者。

◎ 紫草桃仁茶

【材料】 紫草 18 克，桃仁 15 克。

【制法】 水煎上 2 味材料，去渣取汁。

【服法】 每日 1 份，代茶饮。

【功效】 活血通络。适用于异位妊娠未破损期。

◎ 紫草蜈蚣茶

【材料】 紫草 18 克，蜈蚣 1 条。

【制法】 水煎上 2 味材料，去渣取汁。

【服法】 每日 1 份，代茶饮。

【功效】 活血通络。适用于异位妊娠未破损期。

◎ 鸡血藤桃仁茶

【材料】 鸡血藤 30 克，桃仁 10 克。

【制法】 水煎上 2 味材料，去渣取汁。

【服法】 每日 1 份，代茶饮。

【功效】 活血通络。适用于异位妊娠破损期。

药粥

◎ 花粉赤芍丹参粥

【材料】 丹参 15 克，赤芍 15 克，天花粉 15 克，粳米 100 克。

【制法】 先将前 3 味材料用干净纱布包好，入锅煮 20 分钟后去渣取汁，加入粳米煮至粥成即可食用。

【服法】 每日 1 次，连服 3 ~ 15 日为 1 个调养周期。

【功效】 活血化瘀，益气养阴。适用于异位妊娠已破损的不稳定期。

药汤

◎ 丹参蜈蚣煎

【材料】 丹参、赤芍各 15 克，桃仁 9 克，三棱、莪术各 6 克，蜈蚣 3 条，黄酒适量。

【制法】 将前 6 味材料入砂锅加水适量煎 30 分钟，去渣取汁后混入黄酒即可。

【服法】 分早晚 2 次温服，连服 3 ~ 5 日。

【功效】 活血化瘀，消癥杀胎。适用于异位妊娠未破损期的杀胎辅助治疗。

◎ 赤芍丹参饮

【材料】 赤芍 15 克，丹参 15 克，红糖 50 克。

【制法】 先将赤芍、丹参加水 500 毫升，煎汁至 300 毫升时去渣，并加入红糖再煎 2 分钟即可。

【服法】 每日 1 份，分 2 ~ 3 次饮服。

【功效】 活血化瘀。适用于异位妊娠未破损期。

◎ 活络效灵汤

【材料】 丹参、蒲公英、金银花各 15 克，没药、赤芍、桃仁各 12 克，乳香 10 克，黄酒 50 毫升。

【制法】 将上诸材料放入砂锅加水适量煎汤，去渣取汁后加入黄酒搅匀即可。

【服法】 每日 1 份，分早晚 2 次服，20 日为 1 个调养周期，一般用

1 ～ 3 个调养周期。

【功效】 活血散瘀消包块。适用于输卵管妊娠包块已形成，或者血瘀少腹已有化热之势。

◎ 生脉散

【材料】 麦冬 30 克，五味子 25 克，人参 15 克，红糖适量。

【制法】 将前 3 味材料入砂锅水煎半小时，去渣取汁后冲入红糖即可。

【服法】 每日 1 次，顿服或鼻饲。

【功效】 益气固脱。适用于宫外孕已破损期，内出血致气随血脱之证的辅助治疗。

◎ 三七大血藤饮

【材料】 大血藤 30 克，生山楂 20 克，生薏苡仁 100 克，三七（粉）3 克。

【制法】 将大血藤、生山楂入砂锅先煎，去渣取汁后加入薏苡仁继续煮成粥。

【服法】 用药粥冲服三七粉 1.5 克，分早晚 2 次服用。连用 10 ～ 20 日为 1 个调养周期。

【功效】 散瘀止血，消癥定痛。适用于宫外孕破裂后转为慢性盆腔包块者。

◎ 消癥饮

【材料】 槟榔 30 克，丹参 20 克，鸡内金、赤芍各 15 克，黄酒 50 毫升。

【制法】 将前 4 味材料加水煎汤，去渣取汁后兑入黄酒即可。

【服法】 每日分早晚 2 次温服，连服 10 日。

【功效】 活血化瘀，理气消癥。适用于宫外孕破裂已久，腹腔内血液已形成血肿包块者。

◎ 理中汤

【材料】 生黄芪 30 克，山药、天花粉、知母、鸡内金各 12 克，三棱、莪术、党参、白术各 10 克，黄酒适量。

【制法】 将上述材料加水煎汤，去渣取汁后兑入黄酒。

【服法】 每日 1 份，分早晚温服，10 日为 1 个调养周期。

【功效】 益气和胃，通络消癥。适用于宫外孕慢性期，腹中积块兼有气虚乏力者。

◎ 双柏散

【材料】 侧柏叶、大黄各 60 克，黄柏、薄荷、泽兰各 30 克。

【制法】 将上述材料共研成末，用纱布包裹好后上笼蒸 15 分钟。

【服法】 趁热外敷小腹部，每日 1 ~ 2 次，每次 30 分钟，10 日为 1 个调养周期。

【功效】 清热消癥，通脉活血。适用于宫外孕破裂后盆腔包块形成，病情较稳定者。

◎ 当归血竭饮

【材料】 当归、莪术各 30 克，五灵脂 15 克，血竭 6 克，黄酒适量。

【制法】 将前 3 味材料加水煎汤，去渣取汁后兑入黄酒，血竭研末备用。

【服法】 用药酒送服血竭末，每日 2 次，每次 3 克，早晚食。

【功效】 散瘀定痛，止血生肌。适用于陈旧性宫外孕，瘀血内阻，阴道出血淋沥不断者。

◎ 急性子太子煎

【材料】 太子参 30 克，急性子、生地黄各 15 克，生山楂、夏枯草、半枝莲各 12 克，牡丹皮 10 克，鸡内金 6 克，红糖适量。

【制法】 将上述材料加水煎汤，去渣取汁后加入红糖调味即可。

【服法】 每日 1 份，分 2 次温服，或保留灌肠。10 日为 1 个调养周期。

【功效】 活血化瘀，清热消块。适用于陈旧性宫外孕腹中积块兼有瘀热者，也可用于子宫肌瘤。

◎ 神效忍冬饮

【材料】 忍冬藤、马鞭草、鸡血藤各 30 克，莪术、皂角刺各 9 克，红糖适量。

【制法】 将上述材料加水煎汤，去渣取汁后加入红糖调味。

【服法】 每日 1 份，分早晚温服，连服 10 日为 1 个调养周期。

【功效】 活血消癥，凉血通络。适用于陈旧性宫外孕，腹中血块瘀而化热者，也可用于子宫内膜异位症有热者。

◎ 龟甲散

【材料】 龟甲、鸡内金各 6 克，牛膝、当归各 30 克，川芎、山楂各 15 克。

【制法】 将前 2 味材料研成细末，后 4 味材料煎汤取汁。

【服法】 每日 1 份，早晚用药汤送服药末，连服 10 日为 1 个调养周期。

【功效】 补血活血，软坚消癥。适用于陈旧性宫外孕属瘀血内阻者。

保健菜肴

◎ 黄芪当归桃仁鸡

【材料】 母鸡 1 只（约重 1000 克），当归 15 克，炙黄芪 25 克，桃仁 10 克，葱、盐、生姜适量。

【制法】 将干净纱布包紧后 3 味材料，与洗净的母鸡同放锅中，加入清水淹没母鸡，上加葱段、生姜片，加盖煮熟后即可食用。

【服法】 饮汤食鸡。每日 2 ~ 3 次。宜常服。

【功效】破瘀消癥，养血益气。适用于异位妊娠包块期。

熨烫法

◎ 法一

【材料】侧柏叶、大黄各 60 克，黄柏、薄荷、泽兰各 30 克。

【方法】将以上材料制为粉末，用纱布包裹后蒸 15 分钟，趁热外敷，每日 1 ~ 2 次，10 日为 1 个调养周期。

【功效】适用于异位妊娠。

◎ 法二

【材料】大枫子、木鳖子、铜绿各 15 克，去核大枣 10 个。

【方法】将以上材料研成细末，混合均匀后用纱布包好，置于下腹外加热敷。

【功效】适用于宫外孕包块期。

敷贴法

◎ 法一

【组方】血竭、松香、银珠各 9 克，樟脑 6 克，麝香 0.06 克。

【用法】将上述材料共研成细末，加热成糊状后加入麝香，趁热摊于布上，外敷患处。

【功效】适用于宫外孕血肿包块，可促使其软化和吸收。

◎ 法二

【组方】虎杖、熟石膏、冰片适量。

【用法】将上述材料研末，混合后做成饼状，外敷于患侧下腹部。

【功效】适用于异位妊娠。

异位妊娠的护理

异位妊娠是一种极为危险的妊娠并发症，严重者会危及孕妇生命，因而异位妊娠的护理工作是十分重要的。

（1）应采取休克卧位。对于异位妊娠的患者，休克卧位是比较恰当的护理方式之一。使患者取头高足高位，头与足各抬高15°，如此有利于下肢回心血量的增加，以满足重要脏器的血液供应。

（2）异位妊娠的患者应保持呼吸道的通畅，确保足够量的氧气吸入，以改善患者缺氧的状态。

（3）应快速扩容，迅速建立两条静脉通路，以确保静脉的通畅，并根据患者的病情给予相应药物。

（4）必须密切观察患者的生命体征。升高血压是为手术抢救赢得时机的关键。与此同时，还需密切观察患者的血氧饱和度、脉搏以及神志等变化。

（5）进行DIC治疗。随时观察患者有无出血倾向，一旦发现需及时治疗。主要治疗原则是去除异位妊娠病因、改善微循环、抗凝溶栓、抗纤溶、止血以及护肝处理等。

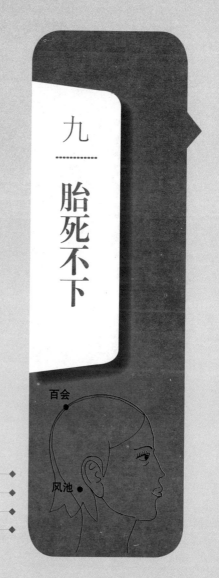

九

胎死不下

百会

风池

◆ —————— 病因 ——————— ◆
◆ —————— 症状 ——————— ◆
◆ —————— 预防 ——————— ◆
◆ —————— 调养 ——————— ◆

胎死胞中而历时过久不能自行产出的病症，称为胎死不下，又称为胎死不能出，相当于西医学中的过期流产以及妊娠中晚期的死胎。胎死不下是临床妊娠常见症之一，须及时处理，若死胎稽留宫内过久，严重者会危及孕妇生命。

一旦确诊为胎死不下，患者应急下死胎，方法应根据患者的身体状况进行选择，要以确保患者生命安全为救治原则。

病　因

造成胎死不下的因素有很多，主要与遗传基因缺陷，母体的健康状况、精神状况，以及环境因素等相关。

（1）遗传基因缺陷

倘若染色体异常、夫妻一方染色体变异或者夫妻血型不合，均有可能引发胎死不下。

（2）母体因素

孕妇本身患有疾病、内分泌异常或者免疫功能异常，都有可能造成胎死不下。

（3）精神压力

妊娠期间，孕妇精神高度紧张、情绪波动较大、出现恐惧心理等，也可能会引起胎死不下病症的发生。

（4）不良习惯

孕妇的一些不良习惯也是致病因素之一，例如过量吸烟、酗酒、过量摄入咖啡因，甚至是接触毒品等。

（5）环境因素

经常接触有害物质很容易对孕妇及胎儿的健康造成影响，引起胎死不下状况的发生。这些有害物质包括砷、铅、甲醛、苯、氧化乙烯等化学物质，以及放射线等。

症　状

胎死不下的症状如下：

（1）停经及早孕反应

多数患者之前曾有先兆流产症状，而后子宫不再增大或反而变小。至妊娠中期，未感腹部增大，没有胎动，子宫颈口闭，子宫较妊娠月份小2个月以上，质地不软，胎心未闻及。

（2）腹痛

早期流产后宫腔内留存血液甚至是血块，会刺激子宫收缩，因而出现持续性下腹疼痛的状况；晚期流产会先出现阵发性子宫收缩而后胎盘剥离，阴道流血前有腹痛。

（3）阴道流血

妊娠3个月内流产者，开始时绒毛和蜕膜分离，血窦开放，出现出血；当胚胎全部剥离排出后，子宫强力收缩，血窦关闭，出血停止。

（4）血液颜色

流产开始时，流出的血液为鲜红色，时间稍长变为暗红色或褐色。异位妊娠患者流出的血液常为少量色淡红或是褐色，而葡萄胎患者出血常为暗红色。

预　防

胎死不下是无法预料到的，当遇到这种情况时，要尽可能按照医生的要求做好应急处理工作。

调　养

中药方剂

◎ 脱花煎加减

【材料】　当归 25 克，川芎、芒硝（冲服）各 12 克，车前子、川牛膝各 10 克，肉桂、红花各 6 克，黄酒为引。

【制法】　将上述材料加清水早晚各煎煮 1 次，去渣取汁。

【服法】　每日 1 份。早晚各 1 次，温热口服。

【功效】　活血化瘀下胎。适用于胎死不下。

◎ 平胃散加味

【材料】　芒硝、川厚朴各 30 克，陈皮、苍术各 15 克，甘草 3 克。

【制法】　将上述材料加清水早晚各煎煮 1 次，去渣取汁。

【服法】　每日 1 份。早晚各 1 次，温热口服。

【功效】　行气化湿下胎。适用于胎死不下。

◎ 救母丹

【材料】　当归 30 克，人参、川芎、益母草各 15 克，荆芥穗（炒黑）5 克，赤石脂 2 克。

【制法】　将上述材料加清水早晚各煎煮 1 次，去渣取汁。

【服法】　每日 1 份。早晚各 1 次，温热口服。

【功效】　益气养血下胎。适用于胎死不下。

药茶

◎ 益母草朴硝茶

【材料】　益母草 30 克，朴硝 10 克。

【制法】　将益母草水煎取汁。

【服法】 用益母草汁冲服朴硝。

【功效】 调经活血。适用于胎死不下。

◎ 益母草茶

【材料】 鲜益母草适量。

【制法】 将鲜益母草捣烂取汁。

【服法】 每次服 1 盏。

【功效】 调经活血。适用于胎死不下。

◎ 王不留行酢浆草茶

【材料】 王不留行、茺蔚子、酢浆草各等份。

【制法】 将上述材料共研成末，每次取 10 克混合粉末，放入布包内用水煎后，去渣取汁。

【服法】 代茶饮。

【功效】 调经活血。适用于胎死不下。

◎ 豆醋茶

【材料】 黑豆或赤小豆 300 克，醋适量。

【制法】 用醋煮豆，煮至成浓汁即成。

【服法】 顿服。

【功效】 催产。适用于胎死不下。

◎ 冬葵子牛膝茶

【材料】 冬葵子、牛膝各 15 克。

【制法】 将上 2 味材料加水共煎，去渣取汁。

【服法】 代茶饮。

【功效】 调经活血。适用于胎死不下。

◎ 蛇王藤苏木茶

【材料】 蛇王藤 30 克，苏木 15 克。

【制法】 水煎上 2 味材料，去渣取汁。

【服法】 代茶饮。

【功效】 调经活血。适用于胎死不下。

药粥

◎ 蟹爪阿胶粥

【材料】 蟹爪 150 克，糯米 100 克，阿胶 25 克，橘皮、生姜、精盐各适量。

【制法】 将蟹爪用清水洗净。将阿胶先用水洗一下，然后用刀切成片，放锅内炒一下即成。将糯米淘洗干净。把橘皮、生姜洗一洗，分别切成片。在煮锅内加水适量，以大火煮沸后放入蟹爪、橘皮片、生姜片。待蟹爪熟烂时，去壳留蟹肉和汁，并放入糯米、阿胶，加水适量后熬成粥，最后调入精盐即成。

【服法】 早晚餐食用。

【功效】 活血催产。适用于胎死不下。

药汤

◎ 当归黄花菜根猪肉汤

【材料】 猪瘦肉 150 克，当归身 15 克，黄花菜根 15 克，植物油、味精、精盐各适量。

【制法】 将猪肉洗净切丝，黄花菜根洗净，当归洗净，一同装入布袋放入锅中。锅中加适量水后先用大火煮沸，再转用小火炖煮 30 分钟左右，酌加植物油、精盐，待肉熟烂后停火，去布袋，加入味精调味即成。

【服法】 佐餐食用，饮汤吃肉。

【功效】 益气补血，和血通脉。适用于胎死不下。

熨烫法

◎ 法一

【材料】 醋、黄牛粪适量。

【方法】 用醋炒黄牛粪，大热后用布包好，熨于脐部。

【功效】 适用于胎死不下。

◎ 法二

【材料】 蚁封土适量。

【方法】 炒蚁封土，热后装入布袋封口，熨于小腹部。

【功效】 适用于胎死不下。

敷贴法

◎ 法一

【组方】 生寒水石、煅寒水石各 60 克，硼砂 15 克。

【用法】 取生、煅寒水石合研为细末，再将硼砂研末，然后把寒水石末与硼砂末拌匀，瓶贮密封待用。使用时，取混合粉末 5 克，用水调和成糊，以糊贴于患者脐孔窝上，外用纱布覆盖，加胶布固定。敷贴后令患者吃 1 碗热粥以助药力。嘱产妇闭目静卧，半日死胎即下。

【功效】 清热下胎。适用于胎死不下。

◎ 法二

【组方】 苍术、厚朴、陈皮、甘草各 15 克，朴硝 14 克，桂心 10 克，麝香 0.3 克。

【用法】 将除了麝香之外的其余材料混合共研成细末，麝香另研，分别瓶贮密封待用。取麝香末 0.15 克填入产妇脐孔中央，再取上备混合粉末 15 克填入脐中穴，外加纱布覆盖，用胶布固定。填药后令产妇吃热姜酒粥 1 碗以助药力。嘱产妇闭目仰卧床上，约 1 小时死胎即可娩下。

【功效】 芳香开窍，醒脾化湿，降下死胎。适用于胎死不下。

◎ 法三

【组方】 阿魏 0.5 克，人参、当归、川芎各 15 克，牛膝、车前子、龟甲、益母草各 12 克。

【用法】 取阿魏研末，置于脐孔中。将人参、当归、川芎、牛膝、车前子、龟甲、益母草共研为细末，取 15 克填入脐中，用纱布覆盖并用胶布固定。嘱产妇闭目静卧，约 1 ~ 2 小时死胎可娩下。

【功效】 适用于胎死不下。

吸入法

◎ 吸入

【组方】 皂荚子黄 150 克，米醋 1330 毫升。

【用法】 将皂荚子黄、米醋装入瓶中，用文火煨至通热，以纸盖瓶口，置于患者面前打破纸吸其气。

【功效】 适用于胎死不下。

涂抹法

◎ 涂抹

【组方】 去毛乌鸡 1 只。

【用法】 将乌鸡与 3000 毫升水入锅煮至 1500 毫升，将鸡取出，用帛蘸汁抹于脐下。

【功效】 适用于胎死不下。

胎死不下患者的注意事项

胎死不下后的护理与调养是十分必要的，若方法得当，则可降低对女性的伤害。

（1）应仔细留意患者的阴道流血以及腹痛的状况，若是情况严重应及时就医。

（2）患者应适当增加营养素的摄入，应及时补充一些瘦肉、鱼、蛋类、奶类、蔬菜瓜果等富含蛋白质、维生素的食品，以补充术中流失的营养物质。

（3）患者应注意休息。术后一般应卧床3~5日，若之后情况好转可适当下床活动，最好在半月以后再进行体育锻炼和体力劳动等。

（4）术后患者的机体抵抗力会有所下降，因而要格外注意个人卫生，保持阴道清洁，术后半月内要以淋浴为主。

（5）术后一个月内要禁止性生活，以防细菌感染。短时间内要加强避孕。

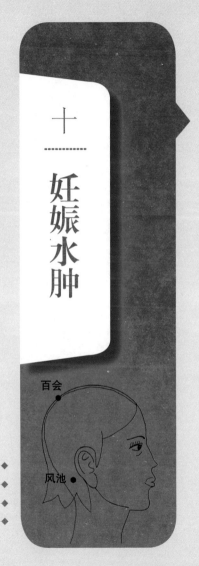

十

妊娠水肿

病因

症状

预防

调养

妊娠期间出现肢体、面目肿胀，称为妊娠水肿，也叫妊娠肿胀。妊娠水肿相当于中医上的"子肿"，多在妊娠中晚期发病。发病者体重明显增加，踝部及小腿肿胀，严重者蔓延至全身，同时还会有疲劳、气短、尿量减少、食欲不振、腰痛等症状。若在妊娠晚期只出现了脚部浮肿，并没有其他不适的孕妇，则为妊娠晚期的正常现象，无须特殊治疗。

妊娠期间的日常饮食当中，孕妇要少食或不食味精，忌生冷、油腻，多吃米、面、豆类、瘦肉等温阳的食物。水肿现象严重者，要及时就医。

病　因

妊娠水肿是由于血管内液体成分渗出血管，积聚在组织间隙中造成的。妊娠水肿的致病原因主要分为两大方面：

（1）生理性水肿

生理性水肿与妊娠期妇女的钠水潴留、蛋白尿、低蛋白血症及增大的子宫机械压迫盆腔静脉和淋巴有关。

（2）病理性水肿

病理性水肿与长期高血压、子宫血液供应不足、组织缺氧缺血及胎儿与母体间的免疫反应所产生的免疫复合物的沉积有关。

症　状

妊娠水肿的主要症状有孕妇体重增加明显，踝部、小腿部肿胀，严重者全身浮肿，并伴有疲劳、气短、喘急、尿量减少、腰痛等症状。生理性水肿与病理性水肿也各有其特点。

（1）生理性水肿

1）生理性水肿主要发生在下肢、会阴部等髂静脉引流区。开始先出现在踝部，通常会在妊娠20周后出现，久立后更易出现，妊娠30周后最明显，且胎儿越大水肿越明显，并伴有下肢静脉曲张和痔静脉丛瘀血。

2）可能会出现全身水肿，但一般症状较轻而常被忽视，并不会发生浆膜腔积液。

3）分娩后，生理性水肿会很快自动消失。

4）血压正常、尿无蛋白及异常、无视力及肾功能等的改变。

（2）常见病理性水肿

1）**妊娠高血压综合征性水肿**　妊娠中期，开始出现高血压、水肿。一般发生在妊娠20周后，轻者表现为下肢凹陷性水肿，经休息也不消退，严重者表现为全身水肿，体重每周增加500克以上，血压持续升高，出现蛋白尿，并可有视盘水肿、肺水肿、脑水肿，伴有头痛、眼花、视物模糊、呼吸困难，甚至是抽搐、昏迷等表现。

2）**妊娠肾病综合征性水肿**　妊娠肾病综合征性水肿一般发生在妊娠24周之后，表现为全身性高度水肿，可伴有浆膜腔积液、大量蛋白尿、低蛋白血症以及高脂血症。另外，患者还会出现肾病综合征的临床表现。

3）**妊娠期急性肾小球肾炎水肿**　患者会出现水肿、高血压、血尿、蛋白尿以及肾功能异常等状况，其症状与一般急性肾炎相似。妊娠后期急性肾炎难与先兆子病相鉴别，需医生根据病史以及其他临床资料综合起来进行判断。妊娠期急性肾小球肾炎者常会出现上呼吸道感染，水肿先从眼睑与颜面开始，血尿、免疫复合物增高，血清补体下降。此类水肿症状大多会在产后自行消失。

4）**妊娠期急性肾衰竭水肿**　妊娠期急性肾衰竭水肿可发生于妊娠期任何时期，妊娠前后3个月发病较多，高峰期为妊娠第10～12周以及第34～40周。患者会出现少尿或无尿、因钠水排泄障碍而致高血容量，以及水肿、电解质酸碱平衡紊乱等症状。

预 防

（1）妊娠期间，孕妇应保证充足的休息时间，不能过于紧张和劳累。每餐后最好休息半小时，下午最好休息两小时，每晚应睡 9 ~ 10 个小时。

（2）不要久站、久坐，长时间坐着工作的孕妇可以在脚下垫个矮凳。工作间隙要适当走动，以增加下肢血流。在躺着休息时，尽量平躺或左侧卧。平常坐着时，不要跷二郎腿，要常常伸展腿部、动动脚跟、脚趾，伸展小腿肌肉。

（3）孕妇应穿着舒适的鞋子和袜子，不要穿会压迫到脚踝及小腿的过紧的袜子，以免影响血液回流。另外，在身体条件允许的情况下，可以进行适当的体育锻炼。

（4）孕妇应穿着合适的衣服，尽量选择宽松舒适款型的，因为穿着紧身的衣服会导致孕妇血液循环不顺畅，从而引发身体浮肿。

（5）孕妇休息时应采取左侧卧，这样可以避免压迫到下肢静脉，并减少血液回流的阻力，同时还能减少对心脏的压迫。在睡前可抬高双腿，能起到加速血液回流、减轻静脉内压的双重作用，不仅能缓解孕期水肿，还可以预防下肢静脉曲张等疾病的发生。

（6）孕妇应食用低盐餐，并进食足够量的蛋白质和蔬果，这样有利于调节身体机能，促进解毒利尿等。

调 养

中药方剂

◎ 五苓散加减

【材料】白术 10 克，茯苓 10 克，泽泻 10 克，怀山药 10 克，菟丝子 10 克，猪苓 9 克，桂枝 4.5 克。下肢逆冷、精神萎靡者加党参 12 克，巴戟天 9 克。腰痛甚者加杜仲 9 克，桑寄生 10 克。

【制法】 将上述材料加清水早晚各煎煮 1 次，去渣取汁。

【服法】 每日 1 份。早晚各 1 次，温热口服。

【功效】 温阳补肾，化气行水。适用于妊娠水肿。

◎ 白术散加减

【材料】 白术 9 克，党参 12 克，茯苓 9 克，大腹皮 9 克，桑白皮 9 克，陈皮 4.5 克，生姜皮 3 克。大便溏薄者加扁豆衣 9 克。尿少不畅者加泽泻 10 克。

【制法】 将上述材料加清水早晚各煎煮 1 次，去渣取汁。

【服法】 每日 1 份。早晚各 1 次，温热口服。

【功效】 健脾渗湿，温阳行水。适用于妊娠水肿。

药茶

◎ 三皮饮

【材料】 冬瓜皮、茯苓皮各 15 克，生姜皮 6 克，生黄芪 30 克，大枣 5 枚，白糖适量。

【制法】 将上述材料加 400 毫升水共同煎煮至 500 毫升，去渣取汁后加适量白糖调味即成。

【服法】 每日 1 份，分 2 次服用。

【功效】 补气健脾，行水消肿。适用于脾虚型妊娠水肿。外感发热者不宜服，病愈则停服。

◎ 冬瓜皮苏叶汁

【材料】 冬瓜皮 100 克，紫苏叶 5 克，食盐 1 克。

【制法】 将前 2 味材料加水煎煮取汁，最后加盐调味即成。

【服法】 代茶饮。

【功效】 理气行水。适用于妊娠水肿。

◎ 绿豆竹叶茶

【材料】 绿豆 30 克，竹叶 6 克。

【制法】 将以上 2 味材料分别洗净，一同放入锅中加适量水，先以大火煮沸，再用小火慢炖至绿豆熟烂，去竹叶即成。

【服法】 每日服 2 次。

【功效】 利水消肿。适用于妊娠水肿。

◎ 冬瓜皮玉米须灯心草茶

【材料】 冬瓜皮 50 克，玉米须 30 克，灯心草 20 克。

【制法】 将以上 3 味材料切碎加水煎汤。

【服法】 每日 1 份，代茶饮。

【功效】 清心降火，利尿通淋。适用于妊娠水肿。

◎ 赤小豆冬瓜茶

【材料】 赤小豆 60 克，冬瓜 500 克。

【制法】 将冬瓜去皮瓤、洗净，与淘洗干净的赤小豆一同入锅，加适量水后用大火烧开，然后转用小火熬煮成汤，可加少许精盐调味。

【服法】 代茶饮。

【功效】 利小便，消水肿，解热毒，止消渴。适用于妊娠水肿。

◎ 扁豆荚西瓜皮茶

【材料】 扁豆荚 30 克，西瓜皮 20 克。

【制法】 将以上 2 味材料分别洗净，一同放入锅中并加适量水，先用大火煮沸，然后转小火慢炖至熟。

【服法】 代茶饮，每日服 2 次。

【功效】 利水消肿。适用于妊娠水肿。

◎ 红糖茶

【材料】 红糖 15 克，红茶 10 克。

【制法】 将以上 2 味材料放入茶杯中，用沸水冲泡，加盖闷 2 分钟。

【服法】 早晚各饮 1 次。7 ～ 20 日为 1 个调养周期。

【功效】 开郁利气，消胀祛水。适用于妊娠水肿。

◎ 二叶菊花茶

【材料】 老茶叶、冬桑叶、菊花各 3 克。

【制法】 将上述材料洗净，用开水浸泡 15 分钟。

【服法】 代茶饮，不拘时服饮。

【功效】 疏风清肝，利水消肿。适用于妊娠水肿。

药粥

◎ 鲤鱼苎麻根粥

【材料】 活鲤鱼 1 条（约重 500 克），苎麻根 20 ～ 30 克，糯米 50 克，葱、生姜、麻油、精盐各适量。

【制法】 将粳米淘洗干净。将鲤鱼去鳞及肠杂，洗净后切片煎汤。将苎麻根加水 200 克煎至 100 克，去渣取汁，加入鲤鱼汤中。鲤鱼汤中再加入糯米，以及葱、生姜、麻油、精盐，熬煮成稀粥。

【服法】 早晚餐趁热食用，3 ～ 5 日为 1 个调养周期。

【功效】 安胎，止血，消肿。适用于妊娠水肿。

◎ 鲤鱼汁粥

【材料】 鲤鱼 1 条（约重 750 克），糯米 50 克，葱白、豆豉各适量。

【制法】 分别将粳米、葱白、豆豉用清水洗净。将鲤鱼去鳞及内脏，清洗干净。将洗净的鲤鱼放入锅中，加水炖煮至水减半时，去鱼留汤，与淘洗干净的糯米、葱白、豆豉一同入锅，先用大火烧开，再转用小火熬煮成稀粥。

【服法】 每日 1 份，早晚餐趁热食用。

【功效】 下水气，利小便。适用于妊娠水肿。

◎ 山药大枣薏苡仁粥

【材料】 怀山药 30 克，大枣 20 枚，薏苡仁 30 克，肉桂 0.5 克。

【制法】 将怀山药、大枣、肉桂、薏苡仁分别洗净，一同放入砂锅中加适量水，先用大火烧开，再用小火煮至粥成。

【服法】 早晚餐趁热食用，每日 1 份，连食 4 ~ 5 份。

【功效】 补肾益气。适用于妊娠水肿。

药汤

◎ 羊腰羹

【材料】 羊肾 2 个，肉苁蓉 20 克，陈皮、草果、胡椒各 5 克，葱、姜、盐适量。

【制法】 将上述各材料、佐料一起装入纱布袋内，扎紧袋口，一起放入锅内，用文火熬成汤羹。

【服法】 去纱布袋取汤，以汤煮面或作羹食用。

【功效】 补肾温阳化水。适用于妊娠水肿。

◎ 千金鲤鱼汤

【材料】 鲤鱼 1 条 (约重 500 克)，茯苓 15 克，白术、生姜、陈皮、白芍、当归各 10 克。

【制法】 将后 6 味材料一起装入纱布袋内，与洗净的鲤鱼一起放入锅内，以文火煨煮 1 小时。

【服法】 每日晨起吃鱼喝汤。

【功效】 健脾行水，安胎。适用于妊娠水肿。阴道流血、下腹疼痛、腰酸下坠者不宜用。

◎ 龙眼姜枣汤

【材料】 龙眼肉 15 克，生姜 10 克，大枣 10 枚。

【制法】 将生姜洗净、切片，与龙眼肉、大枣一起放入砂锅中，加水约 250 毫升煎煮，以大火烧沸后改用文火煨煮 30 分钟。

【服法】 去姜片，食龙眼肉、大枣，饮汤。

【功效】 健脾开胃，益气养血，养心安神。适用于妊娠水肿。

◎ 冬瓜乌鱼汤

【材料】 活乌鱼 1 条，冬瓜 250 克，大蒜 30 克，葱白 7 根。

【制法】 将葱白洗净，大蒜去皮洗净，冬瓜去皮瓤、切块，乌鱼去肠杂、洗净待用。将乌鱼、冬瓜、大蒜、葱白一起放入锅内，倒入适量清水煨煮至熟烂。

【服法】 食鱼喝汤，每日 1 份，连服 7 日。

【功效】 利水，消肿。适用于妊娠水肿。

◎ 黑豆红糖汤

【材料】 黑豆 100 克，大蒜、红糖各 30 克。

【制法】 将黑豆洗净，大蒜切片。砂锅置武火上，加 500 毫升水，煮沸后加黑豆、大蒜、红糖，转用文火煮至黑豆熟透。

【服法】 每日 1 份，分 5 ~ 7 次服。

【功效】 温阳化气行水。适用于妊娠水肿。

◎ 青鸭羹

【材料】 青头鸭 1 只，草果 5 个，赤小豆 50 克，葱白、精盐适量。

【制法】 将青头鸭去毛及肠杂，洗净后加赤小豆、草果放入鸭腹内缝合煮熟，再加葱白、精盐稍煮即成。

【服法】 佐餐食用，空腹饮汤吃鸭肉。

【功效】 健脾开胃，利水消肿。适用于妊娠水肿。

◎ 黑豆鲤鱼汤

【材料】 鲤鱼 1 条（约重 250 克），黑豆 100 克，生姜 2 克。

【制法】 将鲤鱼去鳞、鳃及内脏，洗净，在鱼身两侧切成 1.5 厘米宽的交叉花刀，放开水中烫片刻，捞出用水洗净后与洗净的黑豆、生姜一同入锅加适量水，共煮至熟。

【服法】 佐餐食用，吃鱼喝汤，日服 1 ~ 2 次。

【功效】 温肾利尿，消肿解毒。适用于妊娠水肿。

◎ 补肾鲤鱼汤

【材料】 鲤鱼 1 条(约重 500 克)，杜仲、枸杞各 15 克，干姜 6 克。

【制法】 将鲤鱼去鳞、内脏，洗净，其余材料洗净、用布包好，一同放入砂锅内加水适量，同煮 1 小时后去布包。

【服法】 佐餐食用，饭前空腹吃鱼喝汤。

【功效】 补肾利尿。适用于妊娠水肿。

保健菜肴

◎ 川续断炒羊肾

【材料】 羊肾 2 对，羊肉 250 克，薏苡仁 20 克，川续断 15 克，油、盐、姜、葱、味精各适量。

【制法】 将羊肾、羊肉洗净切块。起油锅，放入姜片爆香，然后将羊肾、羊肉与川续断一起放入锅中煸炒，将熟时放入薏苡仁、葱同炒，加水适量后盖锅炖煮，待熟时放入盐、味精调味。

【服法】 佐餐食用，或随意服食。

【功效】 健脾利水，补肾安胎。适用于妊娠水肿。

◎ 鲤鱼烧萝卜

【材料】 鲤鱼 500 克，萝卜 120 克，姜、葱、盐、味精各适量。

【制法】 将鲤鱼刮去鳞、内脏，洗净备用。将萝卜洗净切块，与鲤鱼、姜、葱一起加水适量，用文火炖煮，待水稍收干时放入盐、味精调味。

【服法】吃鱼和萝卜，日服1次，连服10～20日。

【功效】行气，利水，安胎。适用于妊娠水肿。

◎ 羊肾面

【材料】羊肾2个，肉苁蓉15克，陈皮5克，胡椒、草果各3克，葱、姜、盐各适量。

【制法】将羊肾洗净切片，其余材料用纱布包好，将上述材料一同入砂锅煮汤，以此汤煮面条。

【服法】面条与羊肾同服。

【功效】补肾利水。适用于妊娠水肿。烦热口渴、大便干结者慎用。

◎ 米麦饼

【材料】糙米300克，糙麦300克，红糖150克。

【制法】将糙米、糙麦一起磨粉，加清水和红糖揉成面饼，蒸熟后烘干即成。

【服法】佐餐食用，或随意服食。

【功效】适用于妊娠水肿。

◎ 姜桂茯苓饼

【材料】干姜、肉桂各3克，茯苓（去皮）30克，面粉、白糖各适量。

【制法】将干姜、肉桂、茯苓分别研成末，加入面粉和白糖混合均匀后，用水调和做成饼，入笼蒸熟即成。

【服法】每日服15～20克。

【功效】温阳利水。适用于妊娠水肿。

◎ 赤小豆炖青头鸭

【材料】青头鸭1只，草果5个，赤小豆50克，葱白、精盐各适量。

【制法】 将青头鸭去毛及肠杂，洗净后加赤小豆、草果放入鸭腹内缝合煮熟，再加葱白、精盐稍煮即成。

【服法】 空腹饮汤吃鸭肉。

【功效】 健脾开胃，利水消肿。适用于妊娠水肿。

◎ 辣椒鲤鱼

【材料】 鲤鱼 1000 克，辣椒 15 克，香菜、葱、生姜、荜拨、黄酒、味精、醋各适量。

【制法】 将鲤鱼去鳃及内脏，洗净后切成 3 厘米见方的块。将葱、生姜洗净、拍破。将鲤鱼、葱、生姜、荜拨放入锅内并加适量水，用大火烧沸后再转用小火煮约 40 分钟，最后加入香菜、黄酒、味精、醋即成。

【服法】 佐餐食用。

【功效】 利尿消肿，下气平喘，通乳。适用于妊娠水肿。

◎ 赤小豆鲫鱼

【材料】 鲫鱼 1 条（约重 400 克），赤小豆 50 克，黄酒、葱、生姜各适量。

【制法】 将赤小豆用清水洗净备用。将鲫鱼去鳞、鳃及内脏并洗净，用黄酒浸渍片刻。将赤小豆放入砂锅内并加适量水，用大火煮沸后再转用小火煎煮至六成熟，此时下鲫鱼、葱、生姜同煮成汤即成。

【服法】 饮汤吃鱼肉，每日 1 份。

【功效】 逐水利尿，消肿除胀。适用于妊娠水肿。

◎ 白术茯苓炖鲤鱼

【材料】 鲤鱼 1 条（约重 500 克），白术、茯苓各 30 克，白芍、当归、生姜、党参各 15 克，大腹皮 10 克，葱、蒜、无盐酱油等各适量。

【制法】 将鲤鱼洗净，其他材料用纱布包好，一同放入砂锅内加水1000 毫升，以小火炖至烂熟后去药渣，最后用葱、蒜、无盐酱油调味即可。

【服法】 食鱼肉喝汤。早晚分 2 次服食，连服 3 ～ 4 份。

【功效】 疏肝解郁行气。适用于妊娠水肿。

◎ 萝卜豆腐

【材料】 白萝卜 250 克，嫩豆腐 250 克，淀粉、麻油、味精、精盐各适量。

【制法】 将嫩豆腐用沸水烫片刻，劈成薄片备用。将白萝卜洗净后切成细丝，蘸上淀粉后用温油煸炒，然后加水煮至酥烂，轻轻放入豆腐片，调味煮沸后勾薄芡、淋上麻油即成，也可加少许青蒜末或蒜蓉。

【服法】 佐餐食用。

【功效】 顺气化痰，消食利尿。适用于妊娠水肿。

◎ 黄豆猪肝

【材料】 猪肝 500 克，黄豆 100 克，黄酒、酱油、味精、精盐各适量。

【制法】 将猪肝洗净切片后用沸水冲淋一下，加入黄酒、精盐腌制片刻。将黄豆加水煮至八成熟，放入猪肝片和调料，炖 30 分钟即成。

【服法】 连汤食用。

【功效】 健脾宽中，润燥消水，补肝养血。适用于妊娠水肿。

熨烫法

◎ 熨烫

【组方】 车前子 10 克，大田螺 4 个（去壳），大蒜瓣 5 个（去皮）。

【用法】 将车前子研为极细粉末，加田螺、大蒜共捣成泥状，并捏成圆饼备用。取 1 个圆饼烘热后敷贴于孕妇脐孔上，外加纱布覆盖，并用胶布贴紧。每日更换 1 次。

【功效】 利湿消肿。适用于妊娠水肿。

针灸法

◎ **毫针法一**

【取穴】 脾俞、三焦俞、水分、足三里、阴陵泉穴。

【取法】 脾俞：俯卧，第十一胸椎棘突下，旁开 1.5 寸处为本穴；三焦俞：俯卧，第一腰椎棘突下，旁开 1.5 寸处为本穴；水分：仰卧，前正中线上，脐中上 1 寸处为本穴；足三里：正坐屈膝，以患者本人手按在膝盖上，食指抚于膝下胫骨，中指指尖处为本穴；阴陵泉：正坐屈膝或仰卧，于膝部内侧，胫骨内侧髁后之间的凹陷处为本穴。

【方法】 针刺补法，也可加灸。

【功效】 适用于妊娠水肿。

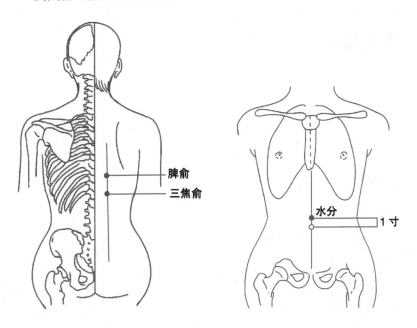

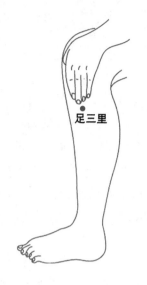

足三里

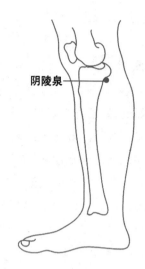

阴陵泉

◎ **毫针法二**

【取穴】肾俞、三焦俞、气海、三阴交穴。

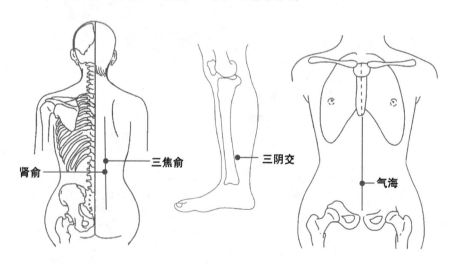

肾俞　　　三焦俞　　　三阴交　　　气海

【取法】肾俞：俯卧，先取命门穴（与脐相对），命门旁开1.5寸处为本穴；三焦俞：俯卧，第一腰椎棘突下，旁开1.5寸处为本穴；气海：仰卧，前正中线上，脐中下1.5寸处为本穴；三阴交：正坐或仰卧，足内踝尖上 3 寸，胫骨内侧面后缘为本穴。

【方法】针刺补法，加灸。气海穴不针，宜重灸。

【功效】适用于妊娠水肿。

敷贴法

◎ 法一

【组方】白术、茯苓各 30 克，砂仁、陈皮各 15 克，生姜、葱白各适量。

【用法】将白术、茯苓、砂仁、陈皮共研成细末待用。每次取混合粉末 5 克，同生姜 5 片、葱白 3 根共捣成膏状，加凉开水适量调成糊状。将此糊敷在脐上，用纱布覆盖固定，每日更换 2 ~ 3 次，直至病愈为止。

【功效】适用于妊娠水肿。

◎ 法二

【组方】地龙、甘遂、猪苓、硼砂、肉桂各 10 克，姜汁、食醋各适量。

【用法】将上述材料共碾为细末，加适量姜汁、食醋调和成膏状。取此膏敷于孕妇脐孔上，外加纱布覆盖，并用胶布固定。每日更换 1 次，敷贴后静卧片刻。

【功效】温阳逐水。适用于妊娠水肿。

药浴法

◎ 药浴

【组方】甘松 100 ~ 300 克。

【用法】取甘松加水适量，煮沸数分钟后去渣取液。待煎液温度降到 40℃时，用以擦洗患处，每日 1 ~ 2 次，每份洗 4 次。

【功效】适用于妊娠水肿。

妊娠水肿患者在日常饮食方面的注意事项

在日常生活中，妊娠水肿患者可通过调节饮食及生活习惯来帮助减轻症状，缓解自身的不适感。

（1）不宜多食酸性食物

妊娠初期若大量摄入酸性食物，会使体内碱度下降，从而引起疲乏、无力等症状。长时间的酸性体质会使母体较易罹患某些疾病，并会影响胎儿正常的生长发育，甚至会导致胎儿畸形。

（2）不宜吃热性调料及食品

妊娠期间，不宜吃小茴香、大茴香、花椒、桂皮、辣椒、五香粉等热性香料，及油炸食品、膨化食品等热性食品，以减少肠道水分的消耗，降低便秘的可能性。一旦发生便秘，在孕妇用力排便过程中，腹压增大，压迫子宫内胎儿，容易造成胎动不安、胎儿发育畸形、羊水早破，甚至是流产、早产等不良后果。

（3）不宜多食山楂制品

临床研究表明，山楂对子宫有收缩作用。孕妇大量食用山楂制品，会刺激子宫收缩，严重者会导致流产。

（4）尽量少饮茶

孕妇不宜饮茶过多，或是过浓。茶中的茶碱（咖啡因）有神经兴奋作用，会增加胎动，严重者会危害胎儿生长发育。

（5）不宜过量饮用饮料和酒

一些饮料中含有咖啡因、可乐宁等生物碱，会使孕妇出现恶心、呕吐、头痛、心跳加快等中毒症状，影响胎儿大脑、心脏及肝脏等重要器官正常发育，甚至导致新生儿患上先天性疾病。而酒中含有酒精，对人体的大脑、肝脏和心脏有一定的毒性，会通过胎盘进入胎儿体内，使得新生儿出现智力低下、面容特殊、身体矮小等状况，严重者还会导致智力障碍。

（6）不宜过多接触洗涤剂

洗涤剂中含有直链烷基碘酸盐、酒精等化学成分，会导致受精卵的变性与坏死。特别在受孕早期，过多接触洗衣粉、洗发水、洗洁精等洗涤剂，会使有害化学成分被皮肤吸收，在体内积蓄，使受精卵外层细胞变性，最终导致流产。

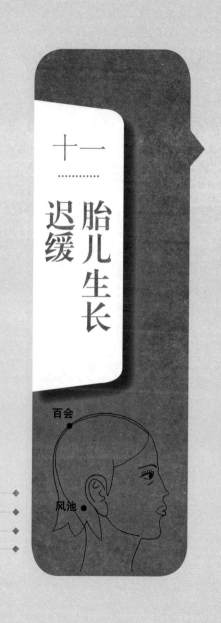

十一
··········

胎儿生长
迟缓

百会

风池

病因
症状
预防
调养

妊娠4~5个月时，若腹形明显小于正常妊娠月份，经临床检查胎儿存活而发育迟缓，称为胎儿生长迟缓，相当于中医所说的"胎萎不长"。本症多见于平素体质虚弱或有慢性病的孕妇，或怀孕早期妊娠呕吐较严重的孕妇，胎儿因缺乏营养而出现宫内生长迟缓的现象。

妊娠期间，孕妇要注意疾病的预防与治疗，改善体质，注意营养的摄入，保持健康的生活习惯，切莫抽烟、饮酒、乱用药物。

病 因

胎儿生长迟缓的发生原因主要包括以下几个方面：

（1）胎儿因素

胎儿染色体异常、胎儿畸形、宫内病毒感染、多胎妊娠等因素，都可能导致胎儿生长迟缓。

（2）母体因素

倘若孕期母体营养不良，孕妇偏食，或是妊娠剧吐情况较为严重，均会导致孕妇摄入维生素、蛋白质等营养物质不足，可能影响到胎儿的生长发育。吸烟、吸毒、精神压力过大或是母亲患有妊娠高血压综合征及其他妊娠并发症等，也可能导致胎儿生长迟缓。

（3）胎盘因素

胎盘发育不良、胎盘功能下降、脐带过长或扭转打结等因素，也可能导致胎儿生长迟缓。

（4）环境因素

妊娠期间，长期接触有害化学物品，长时间被X射线照射，生活及工作环境遭受污染等，也对胎儿的生长发育有一定的影响。

症　状

胎儿生长迟缓的症状主要有：

（1）胎儿小于妊娠月份，胎心胎动微弱，孕妇面色不好、腰酸膝冷、口舌干躁，并出现虚弱乏力的症状。

（2）产前检查中，妊娠 28 周后每周都需测宫高，若连续 2 次出现低于同胎龄平均体重第 10 位百分位数的状况，或者是孕妇体重连续 3 周不增长，都应做进一步检查。

（3）孕妇的病史中可能会有营养不良，或患有妊娠高血压综合征、羊水过多、多胎、肾病、心肺疾病、感染等，或是曾有先天畸形或生长迟缓胎儿分娩史。

预　防

为预防胎儿发育迟缓，在怀孕前应做好下列准备工作。

（1）养成良好的生活习惯。例如不熬夜、不吸烟、不喝酒等。

（2）做好孕前检查工作，如果患有某些慢性疾病，应该等到病情稳定后再考虑怀孕。怀孕前应该至少提前 3 个月停服药物。

（3）及时注射疫苗。如果体内没有乙肝和风疹抗体，应该在怀孕前至少提前 3 个月注射乙肝和风疹疫苗。

（4）远离辐射源和有害物质。如果怀孕前工作环境中存在一些不利因素，如 X 光射线、有毒的化学原料等，应该及时提出调换工作岗位，或是做好预防措施。

怀孕过程中，孕妇应遵照医嘱按时进行产前检查，做好孕期的自我监测工作。主要包括以下几个方面。

（1）按时进行产前检查，做好孕早期筛查。这点对于孕妇特别重要，必要时可以进行羊水检测。

（2）均衡营养，不偏食、不挑食。必要的时候可以在正常饮食外，添加一些孕妇奶粉或多维片。

（3）每天数胎动，做好自我监测。尤其是在孕晚期，数胎动能帮助孕妇及时发现胎儿的异常。

（4）注意保持良好的工作、生活环境。尽量不要去人多、空气不好的地方，避免吸二手烟。

（5）睡眠最好采取左侧卧位，对胎盘的血液畅通有好处。

（6）放松心情，调节好自我情绪。紧张的精神状态会促使孕妇的身体释放出一些激素，对胎儿产生影响。

调　养

中药方剂

◎ 左归丸加减

【材料】　熟地黄、怀山药、龟甲胶（烊化）各 12 克，枸杞、菟丝子、白芍各 10 克，山茱萸、怀牛膝、当归各 9 克，陈皮 6 克。口干咽燥、舌红少津者加麦冬 12 克，沙参 10 克，去怀牛膝。头晕耳鸣者加沙苑子 10 克。

【制法】　将上述材料加清水早晚各煎煮 1 次，去渣取汁。

【服法】　每日 1 份。早晚各 1 次，温热口服。

【功效】　益肾滋阴养胎。适用于胎儿生长迟缓。

◎ 八珍汤

【材料】　黄芪 15 克，炒白术、熟地黄、菟丝子各 12 克，党参、茯苓、当归各 10 克，陈皮、木香各 6 克，川芎、炙甘草各 5 克。血虚贫血者加阿胶 9 克（烊化）。纳少者加砂仁 3 克（后下），六神曲 9 克。

【制法】　将上述材料加清水早晚各煎煮 1 次，去渣取汁。

【服法】　每日 1 份。早晚各 1 次，温热口服。

【功效】　益气补血养胎。适用于胎儿生长迟缓。

◎ 温土毓麟汤加减

【材料】党参 15 克，黄芪、覆盆子、炒白术、怀山药、菟丝子各 12 克，巴戟天、补骨脂、川续断各 10 克，炒白芍、茯苓各 9 克，陈皮 6 克，炙甘草 5 克。

【制法】将上述材料加清水早晚各煎煮 1 次，去渣取汁。

【服法】每日 1 份。早晚各 1 次，温热口服。

【功效】健脾温肾养胎。适用于胎儿生长迟缓。

药茶

◎ 生地黄白芍枸杞茶

【材料】生地黄 30 克，白芍 12 克，枸杞 10 克。

【制法】将上述材料水煎取汁。

【服法】每日 1 份，代茶饮。

【功效】益肾滋阴养胎。适用于胎儿生长迟缓。

◎ 党参附片甘草茶

【材料】党参 12 克，熟附片 6 克（先煎），炙甘草 5 克。

【制法】将上述材料水煎取汁。

【服法】每日 1 份，代茶饮。

【功效】健脾温肾养胎。适用于胎儿生长迟缓。

◎ 黄芪阿胶茶

【材料】黄芪 30 克，阿胶 12 克（烊化）。

【制法】将上述材料水煎取汁。

【服法】每日 1 份，代茶饮。

【功效】益气补血养胎。适用于胎儿生长迟缓。

◎ 桑寄生川续断茶

【材料】桑寄生、川续断、菟丝子、杜仲各12克，白术、牡蛎各10克，川芎5克，川椒3克。

【制法】将上述材料水煎取汁。

【服法】每日1份，代茶饮。

【功效】益肾养胎。适用于胎儿生长迟缓。

◎ 参芪白术茶

【材料】党参、黄芪、白术、茯苓、当归、白芍各10克，炙甘草6克，陈皮5克，熟地黄、桑椹、川芎各4.5克，大枣6枚。

【制法】将上述材料水煎取汁。

【服法】每日1份，代茶饮。

【功效】补益气血。适用于胎儿生长迟缓。

药粥

◎ 黑糯米粥

【材料】黑糯米、核桃仁、蜂蜜、玫瑰糖、芝麻各适量。

【制法】将黑糯米淘洗干净，研磨成细粉后加适量水煎煮成粥。粥熟后加入蜂蜜、玫瑰糖、核桃仁、芝麻即成。

【服法】每日1份，早晚餐食用。

【功效】益气补血，补脑健肾。适用于胎儿生长迟缓。

◎ 桂圆肉粥

【材料】桂圆肉5～30克，大枣3～5枚，粳米100克。

【制法】将桂圆剥去果皮，去核取肉后同大枣、粳米一并煮成粥，加白糖少许调味即成。

【服法】每日1份，早晚餐食用。

【功效】补血健脾，养胎。适用于胎儿生长迟缓。

◎ 当归熟地黄白芍粥

【材料】 当归15克，熟地黄15克，炒杜仲15克，炒白芍10克，土炒白术9克，菟丝子10克，续断12克，狗脊12克，陈皮9克，石斛9克，党参12克，炙黄芪15克，炙甘草6克，粳米100克。

【制法】 将前13味材料加水煎2次，并浓缩成稠汁，备用。将粳米淘洗干净后放入锅中，加适量水并以大火煮开，再用小火煮成稠粥，最后兑入之前稠汁即成。

【服法】 每日1份，早晚餐食用。

【功效】 补血养胎。适用于胎儿生长迟缓。

◎ 党参白术粥

【材料】 党参、焦白术、炒黄芩、当归身、炙黄芪、云茯苓、桑寄生、川续断、熟地黄、怀山药各9克，杭白芍4.5克，砂仁壳2.4克，粳米100克。

【制法】 将前12味材料加水煎2次，并浓缩成稠汁。将粳米淘洗干净后放入锅中，加适量水以大火煮开，再用小火煮成稠粥，最后兑入之前稠汁即成。

【服法】 每日1份，早晚餐食用。

【功效】 补益气血。适用于胎儿生长迟缓。

◎ 柴胡当归白芍粥

【材料】 炒柴胡10克，当归10克，白芍10克，茯苓10克，川芎10克，大腹皮10克，鹿角胶10克（烊化），怀牛膝10克，陈皮5克，薄荷3克，粳米100克。

【制法】 将前10味材料加水煎2次，并浓缩成稠汁。将粳米淘洗干净后放入锅中，加适量水以大火煮开，再用小火煮成稠粥，最后兑入之前稠汁即成。

【服法】 每日1份，早晚餐食用。

【功效】 益肾调冲，解郁通经。适用于胎儿生长迟缓。

◎ 大枣糯米粥

【材料】 大枣 50 克，糯米 100 克，冰糖 100 克。

【制法】 将大枣冲洗干净，剔去果核。将糯米淘洗干净。将砂锅中放入适量清水及糯米、大枣，用旺火煮沸后改用小火煮至糯米熟烂，最后调入冰糖即成。

【服法】 早晚餐食用。

【功效】 补益气血。适用于胎儿生长迟缓。

药汤

◎ 鲤鱼红枣汤

【材料】 鲤鱼 1 条（约重 450 克），红枣 6 枚。

【制法】 将鲤鱼去鳞及肠杂后洗净，加入红枣、盐、葱及姜，再加适量水煮熟即成。

【服法】 喝汤食鱼和枣。

【功效】 益血养胎。适用于胎儿生长迟缓。

◎ 党参黄精牛肉汤

【材料】 鲜嫩牛肉 250 克，党参 30 克，黄精 15 克，生姜 4 片，精盐适量。

【制法】 将牛肉洗净，切块。将党参、黄精、生姜洗净。把全部用料放入锅内，加清水适量，用大火煮沸后改用小火煲 2～3 小时，最后加精盐调味即成。

【服法】 佐餐食用。

【功效】 补气健脾，养血安神。适用于胎儿生长迟缓。

◎ 黄芪桂圆鲤鱼汤

【材料】 活鲤鱼 1 条（约重 250 克），黄芪 30 克，桂圆肉 20 克，生姜 15 克。

【制法】 将鲤鱼去鳃、去肠杂、不去鳞,洗净。将生姜洗净、切片,备用。将其余用料洗净。将全部用料放入锅内,加清水适量,用大火煮沸后改用小火再煮 1.5 ~ 2 小时,最后加精盐调味即成。

【服法】 随意服食。

【功效】 健脾养血,滋养胎元。适用于胎儿生长迟缓。阴虚血热者忌用。

◎ 归参鳝鱼羹

【材料】 鳝鱼 500 克,当归、党参各 15 克,葱、姜、盐各适量。

【制法】 将鳝鱼去头、骨、内脏,洗净切丝。将当归、党参用纱布包扎。将全部用料放入锅内,加水适量,用大火煮沸后改用小火再煎煮 1 小时,捞出纱布包,加葱、姜、盐调味,搅匀即可。

【服法】 分顿佐餐,喝汤食肉。

【功效】 补益气血。适用于胎儿生长迟缓。

◎ 风栗健脾羹

【材料】 猪瘦肉 200 克,栗子肉 250 克,怀山药 25 克。

【制法】 将栗子肉用沸水浸泡后去皮,然后再将洗净的猪瘦肉、怀山药同栗子肉一并放入砂锅内,加水适量,置小火上焖煮,至食材熟烂即可。

【服法】 饮汤吃肉。

【功效】 补益脾肾,益气强壮。适用于胎儿生长迟缓。

◎ 杜仲核桃猪骨汤

【材料】 猪骨 250 克,核桃肉 50 克,杜仲 30 克,精盐适量。

【制法】 将杜仲刮去粗皮,洗净。将其余用料洗净备用。将全部用料放入锅内,加清水适量,以小火煮 2 ~ 3 小时,最后加精盐调味即成。

【服法】 随意饮用。

【功效】 补肾助阳,益精育胎。适用于胎儿生长迟缓。肾阴不足者忌用。

保健菜肴

◎ 煮南瓜

【材料】 鲜南瓜 500 克，枸杞 10 克，红枣 15 枚，红糖适量。

【制法】 将鲜南瓜去皮后切成小块，红枣去核。将上述材料与枸杞一同入锅，煮至熟烂后加红糖适量调味即成。

【服法】 随意服食。

【功效】 补气，益血，养胎。适用于胎儿生长迟缓。

◎ 枸杞牛腱

【材料】 牛腱 250 克，枸杞 20 克。

【制法】 将牛腱洗净后切块，放入锅内加水适量，煮沸后捞出备用。将焯过的牛腱块放入砂锅内，再加入枸杞、清水适量，用文火炖烂后加调料。

【服法】 佐餐食用。

【功效】 补气养血，益精育胎。适用于胎儿生长迟缓。

◎ 地骨爆两羊

【材料】 嫩羊肉、羊肝各 250 克，地骨皮 12 克，陈皮、神曲各 10 克，芡粉汁、葱丝、豆豉、黄酒、精盐、白糖各适量。

【制法】 将地骨皮、陈皮、神曲加水适量煎煮 40 分钟，去渣后再加热浓缩成稠液。将嫩羊肉洗净切丝，羊肝去筋膜后洗净、切丝，皆用芡粉汁拌匀，再以素油爆炒至熟，加入之前稠液和作料收汁即可。

【服法】 分顿佐餐。

【功效】 补气养血。适用于胎儿生长迟缓。

◎ 糯米红枣炖鲤鱼

【材料】 鲤鱼1尾（约重500克），糯米50克，红枣10枚，陈皮1块，生姜2片，黄酒、酱油、精盐各适量。

【制法】 将鲤鱼剖杀，去鳞、鳃及内脏，洗净沥干。将红枣洗净去核，备用。将生姜、陈皮洗净。将糯米淘洗干净，用清水浸透后与黄酒、酱油拌匀，与红枣一同放入鱼腹内，用针线缝合，放入沸水中焯1分钟。将取出后的鲤鱼与生姜、陈皮一同放入炖盅内，加凉开水适量，盖上炖盅盖，隔水炖4小时左右，最后加入精盐调味即成。

【服法】 佐餐食用。

【功效】 补益气血。适用于胎儿生长迟缓。

◎ 红参枸杞炖猪肉

【材料】 猪瘦肉50克，红参6克，枸杞30克。

【制法】 将猪瘦肉洗净，切成小块。将其余用料洗净，备用。将全部用料放入炖盅内，加清水适量，隔水以小火炖3～4小时，最后加精盐调味即成。

【服法】 佐餐食用，1日之内服完。

【功效】 大补元气，养血育胎。适用于胎儿生长迟缓。阴虚血热者忌用。不宜同食萝卜。

◎ 桑寄生山药煮鸡蛋

【材料】 桑寄生30克，怀山药30克，鸡蛋2个，大枣20枚，白糖适量。

【制法】 将桑寄生、怀山药、大枣洗净备用。将上述材料与鸡蛋一同放入锅内，加清水适量，以小火煮0.5小时。将鸡蛋去壳再煮0.5～1小时，最后加入白糖溶化即可。

【服法】 饮汤吃鸡蛋，1日之内服完。

【功效】 补气养血，滋养胎元。适用于胎儿生长迟缓。血热者忌用。

◎ 苎麻煲鸡

【材料】 母鸡1只（约重500克），干苎麻根30克。

【制法】 将母鸡去内脏洗净。将苎麻根放入鸡腹内。将处理后的鸡加水煲熟，然后调味即成。

【服法】 饮汤吃鸡。每周2次，可常服食。

【功效】 滋阴养血，养胎。适用于胎儿生长迟缓。

◎ 鹿茸炖猪瘦肉

【材料】 猪瘦肉50克，鹿茸6克。

【制法】 将猪瘦肉洗净，切小块。将鹿茸洗净备用。将上述用料一同放入炖盅内，加清水适量，隔水炖3～4小时，最后加精盐调味即成。

【服法】 佐餐食用，1日之内服完。

【功效】 补肾壮阳，养血育胎。适用于胎儿生长迟缓。肾阴不足者忌用。

敷贴法

◎ 法一

【组方】 党参、白术、当归、枸杞、白芍各30克，黄芪30克，甘草10克。

【用法】 将党参、白术、当归、枸杞、白芍、黄芪、甘草共研成细末，用水调成糊状并敷于脐上，每日1换，直至病愈。

【功效】 适用于胎儿生长迟缓。

◎ 法二

【组方】 补骨脂、杜仲各30克，菟丝子15克，枸杞20克。

【用法】 将补骨脂、杜仲、菟丝子、枸杞共研成细末，用水调成糊状并涂敷于脐上，每日1换，直至病愈。

【功效】 适用于胎儿生长迟缓。

胎儿生长迟缓对新生儿的影响

胎儿宫内生长迟缓会使胎儿整个身体以及内部器官的生长发育都受到限制，影响新生儿的健康。宫内生长迟缓在新生儿出生后的诸多方面都会引起不良的后果。

（1）血液中氧气含量不足；

（2）阿氏评分（Apgar评分）较低，其是用来评价新生儿分娩后生存能力的指标；

（3）吸入胎粪导致呼吸困难；

（4）出现低血糖现象；

（5）难以维持正常的体温；

（6）易患红细胞增多症。

十二
·············

羊水过多

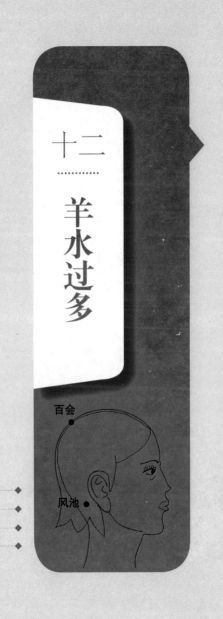

百会

风池

病因
症状
预防
调养

羊水是由孕妇血清经羊膜渗透到羊膜腔内的液体，以及胎儿尿液共同组成的。它的作用是保护胎儿免受挤压，防止胎体粘连，并保持子宫腔内的恒温恒压。正常孕妇的羊水量在 1000 毫升左右，正常妊娠的羊水常自动调节，每小时交换量可达 600 毫升。一旦羊水量超过 2000 毫升，则称羊水过多，属于中医学"胎中蓄水"的范畴。羊水过多可分为急性和慢性两种。羊水过多者常伴有胎儿畸形。

妊娠期间，孕妇应注意休息，合理安排作息时间，低盐饮食，切忌过食生冷，避免因损伤脾之阳气而发此病。

病　因

临床研究发现，羊水过多者的胎盘、羊膜及羊水的成分等并无特异性改变，因而其发病原因可能与孕妇及胎儿的病理生理改变有关。凡是能导致孕妇以及胎盘和胎儿羊水产生、代谢障碍的因素，都可能会造成羊水过多。但目前仍有相当多患者的病因不明，称为特发性羊水过多。

（1）胎儿畸形

胎儿畸形是引起羊水过多的主要因素之一，主要包括神经系统畸形、消化和呼吸系统畸形、腹腔畸形、遗传性假性低醛固酮症以及其他多发性畸形。18%～40% 的羊水过多伴有胎儿畸形。

（2）多胎妊娠

研究表明，双胎妊娠中有 10% 合并有羊水过多。单卵双胎比双卵双胎的发病率高出 4 倍。

（3）孕妇疾病

妊娠合并糖尿病患者羊水过多的发病率明显高于正常孕妇，可达

10%~25%。另外，母儿血型不合者羊水过多的发病率也高于正常孕妇。

（4）胎儿附属物疾病

胎盘分泌的激素很可能对羊水量有调节作用，特别是人类胎盘催乳素（HPL）。特发性羊水过多的病例中，HPL受体明显减少。胎盘绒毛血管瘤常伴有羊水过多。

症　状

羊水过多会引起子宫异常增大，子宫腔内压力增加，子宫张力增高，且增大的子宫会压迫邻近脏器。急性羊水过多与慢性羊水过多有各自的症状特点。

（1）急性羊水过多

妊娠20～28周为急性羊水过多的多发期。数天内子宫体急剧增大，随即产生一系列压迫症状，表现为呼吸困难、胸闷气急、皮下静脉清晰可见。孕妇出现少尿，下腹部、外阴、下肢严重水肿等症状，部分孕妇难以平卧。孕妇子宫明显大于孕周，四步触诊扪不到胎儿，胎心微弱。

（2）慢性羊水过多

慢性羊水过多常发生于妊娠晚期。羊水增多速度缓慢，并且羊水量为轻度或中度增多。孕妇能耐受逐渐增大的子宫，压迫感较轻，一般无感觉。表现为子宫大于孕周，不易扪及胎儿，胎心微弱。

预　防

羊水过多通常情况下是无法预防的，孕妇能做的就是做好定期孕期检查，及早发现病症，避免诱发羊水过多。羊水过多者可服利尿剂双氢克脲塞，或健脾利水、温阳化气的中药。

调　养

中药方剂

◎ 五苓散加味

【材料】茯苓 30 克，黄芪、焦白术、菟丝子、大腹皮各 15 克，猪苓、泽泻各 12 克，陈皮、桂枝各 9 克，生姜皮、木香各 6 克，砂仁 3 克。

【制法】将上述材料加清水煎煮，去渣取汁。

【服法】每日 1 份。水煎分服。

【功效】适用于羊水过多。

药茶

◎ 四皮白术茶

【材料】茯苓皮、大腹皮各 15 克，白术 10 克，生姜皮、陈皮各 5 克。

【制法】将上述材料水煎取汁。

【服法】代茶饮，每日 1 份，分 2 次服，连服 7 ～ 15 份。

【功效】健脾渗湿，和血养胎。适用于羊水过多。

◎ 扁豆葫芦赤豆茶

【材料】白扁豆、赤小豆、陈葫芦各 30 克，大枣 10 枚。

【制法】将上述材料水煎取汁。

【服法】每日 1 份，代茶饮。

【功效】补肾利水。适用于羊水过多。

◎ 三皮白术猪苓茶

【材料】炒白术 20 克，大腹皮 10 克，炒陈皮 6 克，冬瓜皮 30 克，猪苓 10 克，炒枳壳 10 克。

【制法】将上述材料水煎取汁。

【服法】 代茶饮，每日1份，分上、下午温服。

【功效】 健脾行气，利水消肿。适用于羊水过多。

◎ 白术红茶

【材料】 白术10克，红茶3～5克。

【制法】 将上述材料水煎取汁。

【服法】 温饮，每日2份，早晚各1次。一般于临产前2～3周即开始饮用，以7～20日为1个调养周期。

【功效】 利水化湿，除烦安胎。适用于羊水过多。

药粥

◎ 茯苓粉粥

【材料】 大米50克，茯苓15克，红枣（去核）5枚。

【制法】 将米以清水淘净，与其他配料共放锅内后加水适量，熬煮成粥。

【服法】 可作早餐食用。

【功效】 适用于羊水过多。

◎ 田螺米仁粥

【材料】 田螺10只，薏苡仁30克，花椒10克。

【制法】 将田螺入沸水中烫熟，取出田螺肉，与花椒、薏苡仁共煮成粥，最后加少许调料调味即成。

【服法】 随餐食用。

【功效】 安胎利水。适用于羊水过多。

药汤

◎ 鲤鱼羹

【材料】 鲤鱼1条（约重250克），赤小豆30克，陈皮、草果各5克，花椒2克。

【制法】 将鲤鱼去内脏、洗净后待用。将洗净的其他材料塞入鱼腹，加姜、葱、盐少许，煮熟即成。

【服法】 食鱼饮汤。

【功效】 健脾行水。适用于羊水过多。

◎ 猪苓葫芦鲤鱼汤

【材料】 鲤鱼1条（重500～1000克），猪苓50克，葫芦干100克，生姜12克。

【制法】 将去内脏并洗净后的鲤鱼与其他材料一同放入锅内，加水煮至鲤鱼熟后加精盐少许即成（以不咸为度）。

【服法】 吃鱼喝汤。

【功效】 安胎利水。适用于羊水过多。

◎ 冬瓜鲤鱼汤

【材料】 鲤鱼1条（约重500克），冬瓜500克，葱段、生姜片、黄酒、植物油各适量。

【制法】 将冬瓜洗净、切片。将鲤鱼去鳞、鳃及内脏，洗净。将鱼下油锅煎至两面呈金黄色后加入适量清水，再加入冬瓜片、黄酒、葱段、生姜片煮至鱼熟瓜烂，最后拣去葱、生姜即成。

【服法】 吃鱼喝汤。

【功效】 安胎利水。适用于羊水过多。

保健菜肴

◎ 烩豌豆三丁

【材料】 猪里脊肉 200 克，豌豆、冬瓜各 150 克，黄瓜 100 克，淀粉、盐、味精各适量。

【制法】 将猪肉、冬瓜、黄瓜切丁，备用。炒锅内放入适量花生油，油热后倒入肉丁煸炒片刻，然后倒入豌豆和冬瓜丁，稍炒后放入适量开水或高汤，烩至食材基本熟时放入盐、黄瓜丁，起锅前用水淀粉勾芡，放入味精翻炒均匀后装碗即可。

【服法】 佐餐食用。

【功效】 和中下气，清热，补脾利水。适用于羊水过多。

◎ 清蒸鲤鱼

【材料】 大鲤鱼 1 条，鲜姜、冬笋各 100 克，冬瓜皮、水发冬菇、火腿各 50 克，料酒、盐、味精各适量。

【制法】 将鱼去鳞、鳃及内脏、洗净。将冬笋、火腿切片，冬菇切丁。将鲜姜、冬瓜皮切丝放入鱼腹中，再加入适量调料把鱼置于盘中，将火腿、冬笋、冬菇码放在鱼的周围及鱼身上，上锅蒸熟即成。

【服法】 佐餐食用。

【功效】 利水消肿，行气下水。适用于羊水过多。

针灸法

◎ 针灸

【取穴】 阳陵泉、足三里、复溜、水分、肾俞、脾俞穴。

【取法】 阳陵泉：仰卧或侧卧，腓骨头前下方凹陷处为本穴；足三里：正坐屈膝，以患者本人手按在膝盖上，食指抚于膝下胫骨，中指指尖处为本穴；复溜：正坐或仰卧，内踝尖上 2 寸，跟腱前方为本穴；水分：仰卧，前正中线上，脐中上 1 寸处为本穴；肾俞：俯卧，先取命门

穴（与脐相对），命门穴旁开 1.5 寸处为本穴；脾俞：俯卧，第十一胸
椎棘突下，旁开 1.5 寸处为本穴。

　　【方法】　阳陵泉、足三里用针刺补法，其余穴位只灸不针。

　　【功效】　适用于羊水过多。

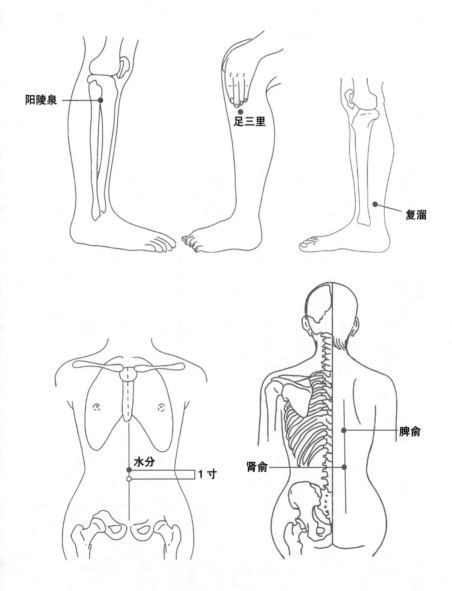

敷贴法

◎ **敷贴**

【组方】 田螺肉8个，葱白2根。

【用法】 将上述材料共同捣烂，分数次敷于患者脐上，敷热即更换。

【功效】 适用于羊水过多。

♥ **爱心小贴士**

羊水过多的危害

正常孕妇足月妊娠的羊水量约为1000毫升，若羊水量超过2000毫升，即为羊水过多。急性羊水过多常发生在妊娠24周左右；慢性羊水过多常发生在妊娠晚期。羊水过多危害很大，无论对胎儿或是母体都是十分危险的。

（1）羊水过多常并发妊娠中毒症，表现为高血压、水肿、蛋白尿，严重者会出现抽搐甚至昏迷，威胁母儿生命。

（2）由于羊水过多，胎儿在宫腔内活动范围较大，易发生胎位不正。

（3）子宫过度膨胀，压力过高，可能会引起早产。

（4）破膜后，大量羊水涌出，腔内压力骤然降低，可能会引起脐带脱垂，从而危及胎儿性命。

（5）羊水流出后，子宫腔体积突然缩小，可能会引起胎盘早期剥离，或因腹压骤降而导致产妇出现休克。

（6）在第三产程中，羊水过多可能会引起子宫收缩乏力，导致产后大流血。

十三

先兆子痫与子痫

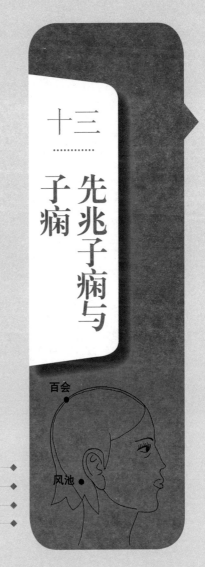

百会

风池

病因
症状
预防
调养

妊娠后期，在抽搐发生之前出现水肿、蛋白尿、高血压，并有头痛、头晕、眼花、胸闷、呕吐等症状的病症，称为先兆子痫，属于中医学"子晕"的范畴。

先兆子痫进一步发展会出现水肿、高血压和蛋白尿等妊娠高血压综合征的特殊表现，严重者会出现抽搐昏迷，甚至器官衰竭、颅内出血等症状，即为子痫，在中医上同样称为"子痫"。

妊娠期间，一定要定期进行产检，一旦发现高血压、水肿、蛋白尿等症状，应及时就医，控制病情的发展。另外，孕妇应加强营养，注意维生素和蛋白质等营养物质的摄入，饮食要清单，作息要规律，心情要舒畅。

病　因

妊娠过程中，先兆子痫的发病率约为 5%，初产妇、患有高血压及血管疾病的孕妇更为多见。大约 200 个先兆子痫患者中会有一个发生子痫。本症的病因尚不清楚，但症状皆与妊娠有关。一旦妊娠结束，症状也会自然消失。其病因主要分为免疫学，子宫胎盘供血、供氧不足，神经内分泌学，以及营养学四个方面。

（1）免疫学方面

免疫学认为，本病的原因与移植物的排异作用相似。

（2）子宫胎盘供血、供氧不足方面

本病的发病人群多为初产妇与双胎孕妇。初次妊娠孕妇子宫供血不如经产妇。而双胎及羊水过多时，子宫供血则比不上单胎。另外，糖尿病、慢性肾炎患者存在血管病变，也会影响子宫与胎盘的供血及供氧。

（3）神经内分泌学方面

部分孕妇对肾素、血管紧张素的敏感度较高，这都与本症的发病有关。

（4）营养学方面

低蛋白血症、缺锌都与本症的发病有关。营养不良、贫血的孕妇发病率会更高一些。

症　状

妊娠晚期除了会出现水肿、血压高和蛋白尿等妊娠高血压综合征症状外，还伴有剧烈头痛、头晕、恶心呕吐、右上腹痛、胸闷、视力模糊、忧虑、易激动等症状时，可诊断为"先兆子痫"。

孕妇一旦发生抽搐、昏迷，即诊断为"子痫"。子痫可以发生在产前、产时或产后 1 周内，多数发生在产前。子痫患者发生抽搐前，多数会出现先兆子痫症状，也有部分患者的前驱症状并不明显，突然抽搐或进入昏迷。子痫发作始于面部，眼球固定并斜视一方，瞳孔会放大，从嘴角开始出现面部肌肉痉挛，数秒后全身肌肉收缩，面向一侧呈歪曲状，双臂屈曲握拳，腿部旋转；10 余秒后下颌及眼皮一开一合，全身上下肢迅速强烈痉挛，口吐白沫，眼结膜充血，面部发紫；1～2 分钟后进入昏迷，昏迷后常有鼾声。患者抽搐后血压常上升，少尿或无尿，尿蛋白增加，体温上升，呼吸加深。

预　防

（1）认真做好产前检查工作

产检中测量血压、化验尿液、称体重、检查下肢水肿等项目，都是辨别妊娠高血压综合征的重要指标。如果发现异常，可以及早对症治疗，通常不会发展成子痫，因此一定要认真做好产前检查。

（2）孕期坚持科学生活

孕妇需保持充足的睡眠、合理膳食、适量运动，避免过于劳累和剧烈运动。同时，孕期要保持良好平稳的心态。

（3）避免体重增长过快

孕妇在孕期营养过剩、极少运动可导致体重增长过快，容易引起妊娠高血压综合征，严重者可能出现先兆子痫或子痫。

（4）进行自我观察

如果在妊娠晚期出现头痛、眼花、眩晕、恶心、呕吐、尿量和排尿次数减少、视物模糊等症状，应及时与医生联系。

调　养

中药方剂

◎ 天麻全蝎蜜饮

【材料】天麻20克，全蝎10克，钩藤30克，白蜜适量。

【制法】将前2味材料以500毫升水煎煮至300毫升，加入钩藤30克，炖煮10分钟后去渣取汁，加白蜜混匀。

【服法】每次服100毫升，每日3次。

【功效】化痰开窍，息风。适用于先兆子痫与子痫。

◎ 羚羊钩藤汤

【材料】羚羊粉0.6克(分吞)，钩藤12克(后下)，鲜生地黄30克，生石决明30克（先煎），生龙齿15克（先煎），白芍12克，桑叶10克，石菖蒲9克，菊花9克，川贝母9克，淡竹茹9克。

【制法】将上述材料加清水早晚各煎煮1次，去渣取汁。

【服法】每日1剂，早晚各1次，温热口服。

【功效】平肝潜阳，息风止痛。适用于先兆子痫与子痫。

药茶

◎ 芹菜夏枯草茶

【材料】 芹菜、向日葵叶各 50 克，夏枯草 15 克。

【制法】 将上述材料水煎取汁。

【服法】 代茶饮。

【功效】 息风止痛。适用于先兆子痫与子痫。

◎ 芹菜茶

【材料】 鲜芹菜 250 克。

【制法】 将芹菜洗净，用沸水烫几分钟后切碎绞汁。

【服法】 每次服 1 小杯，每日服 2 次。

【功效】 息风止痛。适用于先兆子痫与子痫。

药粥

◎ 黄豆芽粥

【材料】 黄豆芽、粳米各适量。

【制法】 将黄豆芽洗净，与淘洗干净的粳米一同煮粥。

【服法】 早晚餐食用，连续食用数次。

【功效】 息风止痛。适用于先兆子痫与子痫。

药汤

◎ 海蜇荸荠木耳汤

【材料】 海蜇皮 120 克，荸荠 350 克，黑木耳 10 克。

【制法】 将海蜇皮漂洗干净，荸荠洗净连皮使用，黑木耳水浸泡 3 小时。将处理好的材料一同放入锅中，加 750 克水煎至 250 克即成。

【服法】 空腹食用，连服 7 日。

【功效】 息风止痛。适用于子痫与先兆子痫。

保健菜肴

◎ 炝猪心

【材料】 新鲜生猪心 250 克,冬笋 25 克,海米(已浸泡煮熟)15 克,熟豆油 25 克,香菜、精盐、味精、花椒、蒜片、姜末等各适量。

【制法】 将猪心切成两片,清理后洗净,横切成小薄片;冬笋切成小菱形块。将两者分别用开水煮至嫩熟,捞出后入冷水,晾凉沥干水分后装盘。将香菜切成 2 厘米长小段备用。烧热豆油,放入花椒煸炒 1 分钟后沥油备用。盘中放上姜末、蒜片,浇上炸好的花椒油,略闷一会儿,最后加入香菜段、精盐、味精、海米拌匀即成。

【服法】 分数次吃完,常食用。

【功效】 益心补血,安神定惊。适用于先兆子痫与子痫。

◎ 山药桂圆炖甲鱼

【材料】 甲鱼 1 只,怀山药、桂圆肉 15 ~ 25 克,葱、姜、黄酒各适量。

【制法】 先用热水烫甲鱼,使其排尽尿液,而后切开甲鱼,去肠以及脏物等,洗净备用。将甲鱼肉连壳同怀山药、桂圆肉、葱、姜、黄酒一起放入炖锅内,加水适量,隔水将甲鱼蒸熟即成。

【服法】 趁热食用。

【功效】 健脾补虚,养血化痰。适用于先兆子痫与子痫。

◎ 冬瓜鲤鱼

【材料】 鲤鱼 1 条(约重 500 克),冬瓜 500 克。

【制法】 将鲤鱼去内脏、留鳞,洗净。将冬瓜洗净切块,与鲤鱼一同放入锅内,加适量水煮熟,不放盐,吃鱼喝汤。

【服法】 每日 1 次,连食 3 ~ 5 次。

【功效】 适用于子痫。

◎ 炖甲鱼

【材料】 甲鱼 1 只，食盐少许。

【制法】 活杀甲鱼并清洗干净。将甲鱼与葱、姜片、黄酒一起放入锅内炖熟，最后加食盐调味即成。

【服法】 食肉喝汤，连吃 7 日。

【功效】 滋阴清热，止血养血，补虚益肾。适用于先兆子痫与子痫。

灸法

◎ 艾灸法一

【取穴】 百会、三阴交、太冲、太溪穴。

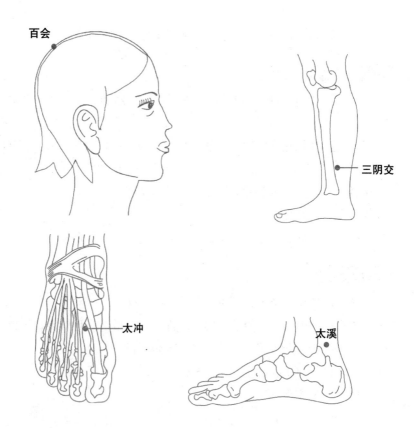

【取法】 百会：正坐或卧位，头顶正中线与两耳尖连线的交点处为本穴；三阴交：正坐或仰卧，足内踝尖上 3 寸，胫骨内侧面后缘为本穴；太冲：正坐或仰卧，于足背第一、二跖骨之间，跖骨底结合部前方凹陷处，踇长伸肌腱外缘处为本穴；太溪：正坐或仰卧，内踝尖与跟腱之间的凹陷处为本穴。

【方法】 艾条灸。每穴温和灸 10 分钟左右，以皮肤红润为度。

【功效】 适用于先兆子痫。

◎ 艾灸法二

【取穴】 人中、行间穴。

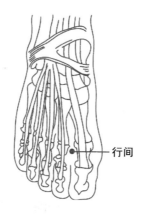

行间

【取法】 人中：鼻唇沟的中点；行间：正坐或仰卧，第一、二趾间，趾蹼缘后方赤白肉际处为本穴。

【方法】 艾柱灸。先用指切法重重点按人中穴，然后将黄豆大艾柱放置行间穴上点燃急吹，不醒再灸，可达 5 ～ 10 壮。

【功效】 适用于子痫昏迷者。

◎ 毫针

【取穴】 百会、风池、内关、太冲、三阴交、太溪穴。

【取法】 百会：正坐或卧位，头顶正中线与两耳尖连线的交点处为本穴；风池：正坐或俯卧，风府穴与耳后乳突连线的中点，斜方肌旁为本穴；内关：正坐或仰卧，仰掌，掌后第一横纹正中（大陵穴）直上2寸，掌长肌腱与桡侧腕屈肌腱之间为本穴；太冲：正坐或仰卧，于足背第一、二跖骨之间，跖骨底结合部前方凹陷处，踇长伸肌腱外缘处为本穴；三阴交：正坐或仰卧，足内踝尖上3寸，胫骨内侧面后缘为本穴；太溪：正坐或仰卧，内踝尖与跟腱之间的凹陷处为本穴。

【方法】 采用补泻兼施的方法。

【功效】 适用于子痫。

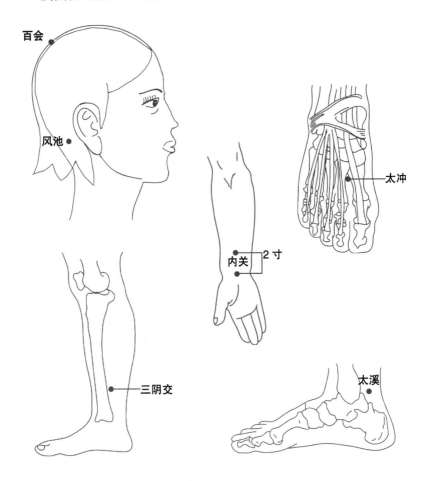

敷贴法

◎ 敷贴

【组方】 丹参、硼砂各 1 克，苯妥英钠 0.25 克。

【用法】 取上述材料研成细末，每次取 1/10 填敷于脐孔中，并用胶布固定。每日更换 1 次，连续使用至病证发作被控制即可。一般用 5 次后便可见效。

【功效】 适用于子痫与先兆子痫。

涂抹法

◎ 涂抹

【组方】 黄蜡、枯矾、麻黄适量。

【用法】 取黄蜡、枯矾、麻黄各等份，将枯矾、麻黄研为末后，与黄蜡混和均匀，使用时将此混合物涂搽于牙关即可。同时可配合排风汤进行调养。

【功效】 适用于子痫与先兆子痫。

药枕法

◎ 息风安胎枕

【组方】 菊花、钩藤、白术、石决明各 200 克，黄芩、生地黄、益母草各 300 克，枸杞 500 克。

【用法】 将上述材料分别烘干，共研为细末，混合均匀后装入枕芯制成枕头。

【功效】 适用于先兆子痫。

◎ 渗浊降逆枕

【组方】 白术、生薏苡仁、泽泻、车前子各 500 克，钩藤、茯神、石决明各 400 克，旋覆花 300 克。

【用法】 将上述材料分别烘干，共研为粗末，混合均匀后装入枕芯制成枕头。

【功效】 适用先兆子痫患者。

先兆子痫的保健护理

（1）用药要规范

患者用药过程中，一定要严格遵照医嘱，切莫随意停药或减量，更不要擅自服用其他药品，以免损害孕妇及胎儿的健康。

（2）饮食要合理

确保孕妇饮食规律，摄取足够的水以及富含蛋白质、纤维的食物，除非水肿情况严重，否则无须限制盐的摄入。

（3）生活起居

保证患者的睡眠时间，安排患者在光线较暗的安静病室卧床休息。休息与睡眠时宜取左侧卧位，以维持正常的子宫胎盘血液循环。患者要保持乐观的情绪，积极的态度，并安心配合治疗。

（4）定期复诊

患者要遵医嘱定期复查，定期监测患者的体征指标，如监测体重、24小时出入水量、尿蛋白定性定量与尿比重、血压及水肿的程度等。

（5）预防

勿使孕妇受凉淋雨，沐浴时要控制好水温。尽量避免闪光、音乐等诱发因素，避免去嘈杂的公共场所。

（6）产后 5 天内仍有发生子痫的可能，因此不可放松警惕，要时时关注产妇的健康指标。

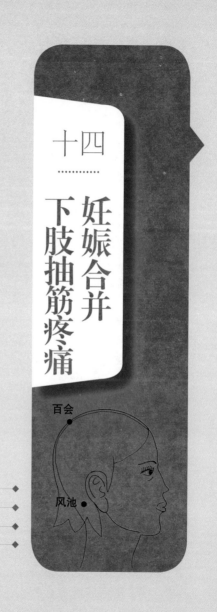

十四

妊娠合并下肢抽筋疼痛

百会

风池

病因
症状
预防
调养

孕妇在妊娠中后期出现小腿或足部抽筋疼痛，并在夜间或睡眠时加剧的病症，即为妊娠合并下肢抽筋疼痛，也包括妊娠期间的坐骨神经痛。

妊娠期间，要多吃营养丰富的食物，特别是钙质丰富的食物，并进行适当的运动，以促进下肢的血液循环，预防妊娠合并下肢抽筋疼痛的发生。

病　因

妊娠合并下肢抽筋疼痛的病因，从中医角度进行说明更为透彻。妊娠后血聚养胎，阴血亏虚则血不养筋，以致下肢抽痛。妊娠后期子宫增大，也会影响到下肢血脉运行，导致血液运行不畅，从而引起下肢抽筋疼痛。

症　状

妊娠合并下肢抽筋疼痛可以分成血不养筋型和寒湿凝滞型。

（1）血不养筋型

妊娠后常出现下肢抽筋疼痛、入寐尤甚，步履不便，精神疲软，心悸少寐等现象。同时，可见舌淡红，苔薄白，脉细。

（2）寒湿凝滞型

妊娠后下肢抽筋疼痛，并有沉重寒冷之感，得热则舒。舌质稍淡，苔薄白，脉濡细或沉。

预　防

怀孕期间孕妇走得太多或站得太久，都会让腿部肌肉负担增加，引起局部酸性代谢产物堆积，导致肌肉痉挛。同时，当气温较低时，如果孕妇没做好保暖措施，也会引起抽筋。因此，孕妇要尽量避免走路太多或站立太久，以减轻腿部肌肉负担。睡眠时要保持腿脚的温暖，不要让小腿受凉。同时在休息的时候，将脚部稍微抬高，脚趾向上伸展，使小腿后部肌肉舒张，减轻肿胀。晚上睡觉前还可以用温热水泡脚，既能预防抽筋，又有利于睡眠。

调　养

中药方剂

◎ 温经祛湿汤

【材料】杜仲、五加皮各 12 克，当归、白芷、羌活各 9 克，桂枝 4.5 克，麻黄、细辛各 3 克。

【制法】将上述材料加清水早晚各煎煮 1 次，去渣取汁。

【服法】每日 1 份。早晚各 1 次，温热口服。

【功效】温经祛湿，和血止痛。适用于寒湿凝滞型妊娠合并下肢抽筋疼痛。

◎ 芍药甘草汤加减

【材料】芍药 30 克，炙甘草 9 克，牡蛎 30 克（先煎），鸡血藤 15 克，木瓜 12 克，当归 9 克。

【制法】将上述材料加清水早晚各煎煮 1 次，去渣取汁。

【服法】每日 1 份。早晚各 1 次，温热口服。

【功效】养血柔筋。适用于血不养筋型妊娠合并下肢抽筋疼痛。

药茶

◎ 芍药甘草茶

【材料】芍药 30 克，炙甘草 9 克。

【制法】将上述材料水煎取汁。

【服法】每日 1 份，代茶饮。

【功效】养血柔筋。适用于血不养筋型妊娠合并下肢抽筋疼痛。

药汤

◎ 忍冬藤猪蹄汤

【材料】猪蹄 1 只（最好连筋），忍冬藤 15 克。

【制法】将忍冬藤水煎去渣后加入猪蹄，煮至蹄烂即成。

【服法】吃猪蹄喝汤。

【功效】清热养血。适用于妊娠合并下肢抽筋疼痛。

保健菜肴

◎ 核桃杜仲炖龟肉

【材料】龟肉 250 克，杜仲 15 克，核桃仁 100 克。

【制法】将以上 3 味材料下锅共煮，熟后去杜仲即成。

【服法】食龟肉和核桃仁，日服 2 次。

【功效】养血柔筋。适用于妊娠合并下肢抽筋疼痛。

艾灸法

◎ 艾灸

【取穴】环跳、三阴交、足三里穴。

【取法】环跳：臀区股骨大转子最凸点与骶骨裂孔连线的外 1/3 与

内 2/3 的交点处为本穴；三阴交：正坐或仰卧，足内踝尖上 3 寸，胫骨内侧面后缘为本穴；足三里：正坐屈膝，以患者本人手按在膝盖上，食指抚于膝下胫骨，中指指尖处为本穴。

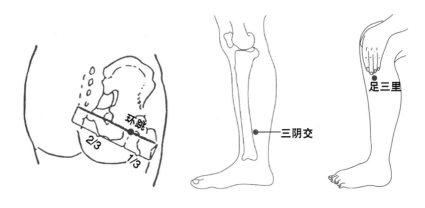

【方法】 艾条灸。在上述穴位处用艾条温和灸。

【功效】 适用于妊娠合并下肢抽筋疼痛。

按摩法

◎ 法一

【方法】 用手掌或手指擦揉手心或足心，力度由轻到重，速度由慢到快，每次擦揉 100 次以上。

【功效】 适用于血不养筋型妊娠合并下肢抽筋疼痛。

◎ 法二

【方法】 用艾条温灸抽筋部位，以肤热为度，每次温灸 20 分钟以上。

【功效】 适用于血不养筋型妊娠合并下肢抽筋疼痛。

◎ 法三

【方法】 用手指梳摩头部两侧，力度轻微，每次梳摩 100 次以上。

【功效】 适用于血不养筋型妊娠合并下肢抽筋疼痛。

◎ 法四

【方法】 手掌拿捏四肢肌肉，每次拿捏 100 次以上。

【功效】 适用于寒湿凝滞型妊娠合并下肢抽筋疼痛。

◎ 法五

【方法】 用手指轻轻拍叩四肢关节部位或肌肉处，力度轻重兼顾，每次拍 20 次以上。

【功效】 适用于寒湿凝滞型妊娠合并下肢抽筋疼痛。

◎ 法六

【方法】 用热鸡蛋熨烫抽筋部位，每次 15 分钟。

【功效】 适用于寒湿凝滞型妊娠合并下肢抽筋疼痛。

♥ 爱心小贴士

妊娠合并下肢抽筋疼痛患者的注意事项

妊娠后期为妊娠合并下肢抽筋疼痛的多发期。此时胎儿成长发育较快，血聚养胎，孕妇常会出现阴血内亏，以致血不养筋。

（1）日常饮食

孕妇在日常饮食中应多食牛奶、豆制品、坚果类、芝麻、虾皮、蛤蜊、蛋类、海带、紫菜等富含钙质的食品，并补充钙、鱼肝油及复合维生素B，以预防小腿痉挛。少食含草酸较多的菠菜、竹笋和茭白；少食含植酸较多的荞麦、燕麦，以防钙和草酸或植酸形成难溶解的草酸钙或植酸钙，影响钙的吸收；少食辛辣煎炸食品，以免耗伤阴精。

（2）适当进行户外运动

孕妇要经常进行户外活动、多晒太阳，以促使皮肤合成维生素D，从而增进钙的吸收利用。另外，适当的运动对孕妇和胎儿的健康都十分有利，但要注意掌握运动强度，避免伤及胎儿。

（3）甲状旁腺素的补充

人体对钙的吸收是有限的，即便条件适宜，机体每天可吸收的钙量也很有限。人体每天摄入的钙中，大约只有25%～60%被机体所吸收。因而，在补钙的同时还要注意加强机体对钙的吸收能力。甲状旁腺是人体中掌管"钙"的调运器官，必要的时候，可考虑补充甲状旁腺素，以帮助钙的吸收。

（4）按摩辅助缓解

当孕妇出现小腿抽筋的情况时，可按摩小腿后方变硬的肌肉、局部热敷以及扳动足部，皆可帮助缓解症状。

（5）生活细节

孕妇在日常走路时，要脚后跟先着地，伸直小腿时，脚趾略微弯曲，且不要前伸。这个细微的习惯改变，有助于减少抽筋情况的发生，从而可缓解症状。

孕妇一定要注意下肢的保暖，休息时可加盖小毯子帮助保暖。下肢的保暖工作做得好，也会减少抽筋情况的发生。

十五

妊娠合并
急性阑尾炎

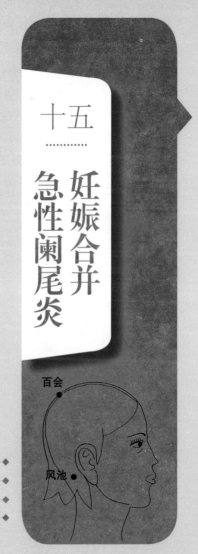

百会

风池

- 病因
- 症状
- 预防
- 调养

急性阑尾炎是妊娠期最为常见的外科合并症之一，相当于中医学的"孕痈"。孕期急性阑尾炎的发病率与非孕期相同，可发生于妊娠各期，其中以妊娠中期为发病高峰期。妊娠合并急性阑尾炎不易诊断，且病程发展较快，并发症较多，因而早期诊断与及时处理是极为重要的。

妊娠期应注意饮食卫生，避免进食后进行剧烈运动，并养成规律排便的习惯，以预防妊娠合并急性阑尾炎的发生。

病　因

妊娠合并急性阑尾炎的病因是由于阑尾管腔堵塞，细菌侵入，或是由于慢性阑尾炎的急性发作。

妊娠中后期，子宫体增大较快，压迫阑尾管壁，易导致阑尾管腔堵塞。随着子宫体增大，盲肠阑尾的位置逐渐上移，也会造成阑尾的扭曲、粘连、缺血及管腔堵塞，从而使得妊娠中后期阑尾炎的发病率相对增加。

妊娠期妇女阑尾的位置发生了改变，体内的激素分泌与非孕期不同，从而导致了急性阑尾炎症状不易被察觉，且病程发展较快，并发症较多，应及时诊断、及时治疗，以免耽误病情，危及孕妇及胎儿的健康。

症　状

妊娠合并急性阑尾炎的很多症状同非孕期相同，但妊娠期的特殊生理变化导致了阑尾位置的改变，从而使得一些急性阑尾炎的症状不易被察觉。

（1）转移性腹痛是妊娠合并急性阑尾炎最主要的症状。腹痛常先从剑突下开始，延及脐周，几小时或十几个小时后转移至右侧下腹部。

也有部分患者症状不典型。

（2）部分患者可出现恶心、呕吐、腹泻等症状，也有部分患者会出现发热、全身不适或乏力的症状。

（3）由于妊娠的原因，阑尾的位置发生了改变，使得阑尾炎的典型体征麦氏点失去了临床意义。由于妊娠期间腹壁肌肉松弛，阑尾由于被子宫掩盖而远离腹壁，再加上增大的子宫使得腹壁抬高，壁腹膜也被撑开，腹膜难以受到炎症刺激，从而导致阑尾炎典型的腹部体征也不明显。

预　防

由于孕妇妊娠期身体变化较大，故妊娠合并急性阑尾炎的临床表现不太明显，一般检查帮助也不大。为了降低孕产妇与胎儿的死亡率，如果怀疑是急性阑尾炎时，须放宽开腹探查指征。

调　养

中药方剂

◎ 排脓散加减

【材料】薏苡仁、蒲公英各30克，瓜蒌仁20克，金银花15克，生黄芪、天花粉各12克，白芷、防风各10克，当归8克，川芎6克。

【制法】将上述材料加清水早晚各煎煮1次，去渣取汁。

【服法】每日1份。早晚各1次，温热口服。

【功效】解毒排脓。适用于妊娠合并急性阑尾炎排脓期。若痈脓溃破，必须中西医结合及时抢救。

药茶

◎ 马齿苋柳叶甘草茶

【材料】马齿苋60克，柳叶15克，甘草10克。

【制法】将上述材料水煎取汁。

【服法】 每日 1 份，代茶饮。

【功效】 清热解毒。适用于妊娠合并急性阑尾炎未成脓期。

◎ 败酱草茶

【材料】 败酱草 60 克。

【制法】 将败酱草水煎取汁。

【服法】 每日 1 份，代茶饮。

【功效】 清热解毒。适用于妊娠合并急性阑尾炎未成脓期。

药粥

◎ 桃仁薏苡仁粥

【材料】 桃仁（去皮尖）10 克，薏苡仁 30 克，粳米 50 克。

【制法】 将粳米及其他材料洗净，同入锅中熬煮成粥。

【服法】 温热食用。

【功效】 适用于妊娠合并急性阑尾炎。

药汤

◎ 冬瓜仁苦参汤

【材料】 冬瓜仁 15 克，苦参 30 克，甘草 10 克。

【制法】 取上述材料用水煎煮取汁。

【服法】 调入蜂蜜适量饮服。

【功效】 适用于妊娠合并急性阑尾炎。

◎ 芹菜瓜仁汤

【材料】 芹菜 30 克，冬瓜仁 20 克，野菊花 30 克，藕节 20 克。

【制法】 取上述材料用水煎煮取汁。

【服法】 每日服 2 次。

【功效】 适用于妊娠合并急性阑尾炎。

敷贴法

◎ **敷贴**

【组方】 生大黄、生薏苡仁、败酱草、蒲公英各 30 克，紫花地丁、桃仁各 24 克，元明粉、丹皮、冬瓜仁各 18 克，乳香、没药各 10 克，白酒 25 克。

【用法】 将上述材料共入一纱布袋内，封袋口后置锅内加水 4 碗，以小火煎煮 30 分钟后加白酒，离火，趁温取出略挤去水后敷于痛处。每日数次，至病愈为止。

【功效】 适用于妊娠合并急性阑尾炎。

♥ **爱心小贴士**

妊娠合并急性阑尾炎的护理措施

妊娠期妇女若发生疑似阑尾炎症状，应及时由产科医生与外科医生共同会诊，依病情制定治疗方案。

（1）保守治疗

症状较轻的患者可选择保守治疗，严密观察胎心、胎动，留意孕妇的腹痛情况，并注意宫缩及阴道流血的情况。严密观察孕妇的生命体征，做好记录。根据医嘱应用抗生素，控制感染。必要时可进行黄体酮肌肉注射，以防流产的发生。

（2）手术治疗

症状严重者需进行手术治疗。阑尾炎手术后，患者平卧 6 小时后应改为半卧位，以利于引流。术后第二日，患者可进食半流质，但穿孔或已有腹膜炎者应禁食 3~5 日，肠蠕动恢复后，方可进食。在身体情况允许的条件下，应指导孕妇早日下床活动，以防发生肠粘连。

另外，要密切观察胎心、胎动，定时进行胎心监护。继续给患者吸入氧气，并在使用保胎药物的同时加用舒喘灵、硫酸镁，以减少流产、早产的发生概率。患者还应继续使用抗生素，预防术后感染的发生，必须确保各项操作均在无菌条件下进行。

十六

妊娠高血压综合征

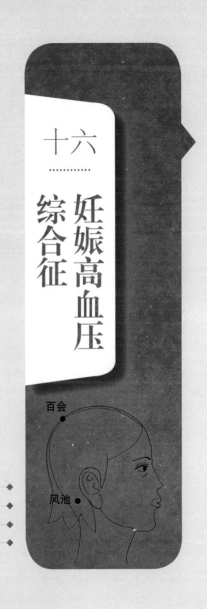

百会

风池

病因
症状
预防
调养

妊娠 20 周后出现的高血压、水肿、蛋白尿等一组症候群，严重者伴有头痛、头昏、眼花、恶心、呕吐以及胸闷等自觉症状，称为妊娠高血压综合征。本症是一种孕妇特有且常见的疾病，也是导致孕产妇死亡的主要原因之一。主要临床表现包括水肿、头晕、抽搐等，分别相当于中医上的"子肿""子晕""子痫"等范畴。

妊娠期间，孕妇要定期接受产检，一旦出现以上不适症状，需及时就医。患者宜饮食清淡，减少盐的摄入，以降低妊娠高血压综合征的发病率。

病　因

妊娠合并高血压综合征的病因尚未确定，临床上一般认为其与下列因素有关。

（1）子宫胎盘缺血，子宫张力过高

多胎妊娠、羊水过多、子宫膨大过度、腹壁紧张或是初产妇等因素，会使宫腔压力增大，子宫、胎盘血流量减少或减慢，引起缺血缺氧、血管痉挛，从而导致血压升高。

（2）免疫与遗传

临床上，经产妇的妊娠高血压综合征发病率较低。妊娠高血压综合征患者的女儿患妊娠高血压综合征的概率也较高。

（3）前列腺素缺乏

前列腺素类物质能使血管扩张，并使体内升压物质与降压物质处于平衡状态，使血压维持在一定水平。一旦血管扩张物质前列腺素减少，血管壁对升压物质的反应性会变高，从而导致血压升高。

（4）神经系统功能紊乱

若孕妇精神过度紧张，或因为受到刺激，致使中枢神经系统功能紊乱，也可能会引起妊娠高血压综合征。

（5）环境因素

周围的环境因素对妊娠高血压综合征的发病也有一定的影响，特别是气温与气压。相对来说，寒冷季节或气温变化过大，特别是气压高时，发病率会比较高。

（6）其他因素

产妇的年龄小于十八岁或者大于四十岁发病率偏高。体型矮胖的妇女发病率偏高。另外，营养不良的孕妇，如低蛋白血症者发病率也偏高。

症 状

妊娠合并高血压综合征的临床三大症状包括高血压、水肿、蛋白尿，有时也伴有眼底改变等其他症状。

（1）高血压

妊娠期间，由于血管的痉挛收缩，血压会有升高的现象。妊娠20周前，孕妇的血压一般同孕前水平相近或略低于孕前水平。妊娠20周以后，如果有血压持续升高至190/140毫米汞柱或较基础血压升高15/30毫米汞柱的情况发生，则为血压异常。

（2）水肿

正常情况下，孕妇的体重以平均每周增加0.5千克为宜，较肥胖的孕妇增重量应稍低。妊娠期间，增大的子宫压迫下腔静脉回流受阻而引起液体潴留，最初表现为体重增长过快，即为隐性水肿。若1周内体重增加超过1千克，可能已经发生了隐性水肿，超过2千克为隐性水肿的警告值，应该密切注意其他体征。当体液积存过多时，临床上可见凹陷性水肿，即显性水肿。

（3）蛋白尿

蛋白尿的出现一般晚于血压升高和水肿。若是单纯的蛋白尿持续存在，则应考虑肾病变的可能性。采用随意清洁尿或24小时尿蛋白定量测定，若常有尿蛋白或尿蛋白高于500毫克/24小时的情况出现，即为病理现象。

（4）眼底改变

眼底改变是反应妊娠高血压综合征严重程度的一项重要参考指标。视网膜小动脉是全身唯一可见的，且能反映体内器官小动脉情况的动脉。妊娠高血压综合征的眼底改变可分3期：第1期为血管痉挛期，第2期为血管硬化期，第3期为视网膜病变期。产后这些病变多会消失，产妇体力也会逐渐恢复。

（5）抽搐昏迷

抽搐昏迷是妊娠合并高血压综合征最严重的表现，可发生在产前、产时或产后。抽搐时，患者面部肌肉紧张，随即全身肌肉强直，剧烈抽动，呼吸暂停，意识丧失，大小便失禁，甚至死亡。

（6）其他症状

妊娠高血压综合征患者可能会出现头痛、头晕、眼前冒金花、视物有盲点、上腹痛、恶心、呕吐、意识障碍、抽搐的症状，严重者出现合并胸腔积液、腹腔积液、肺水肿、心包积液、心力衰竭、胎盘早剥等病症。

（7）病史

详细询问患者本次妊娠过程中有无异常，在孕前及妊娠20周前是否出现过高血压、蛋白尿、水肿、抽搐等症状。另外，既往有无原发性高血压及慢性肾病、肾上腺疾病等继发性高血压病史，也是值得注意的。

预　防

妊娠合并高血压综合征是一种较常见的妊娠期疾病，严重者会危及孕妇的生命，因而预防工作是值得重视的。

（1）妊娠期间要定期称量体重，及时发现体重过度增加的现象。

（2）妊娠期间要经常化验尿液，以及时发现尿中的微量蛋白。正常情况下，小便中不应含蛋白质。妊娠期的前 6 个月，每月化验 1 次；7 ～ 8 个月时，每半个月化验 1 次；9 个月时，每周化验 1 次。一旦发现蛋白尿之后，化验应更频繁，并寻求医生的帮助。

（3）要定期测量血压。一旦发现血压高而且体重也有所增加的现象，应及时就医。

妊娠高血压综合征的一些并发症是十分可怕的。一旦患上妊娠高血压综合征，更要注意对其并发症的预防。

（1）重度妊娠高血压综合征伴有严重贫血或体重增加明显者、有上呼吸道感染表现者、扩容指征不当而滥用者，要警惕妊娠高血压综合征心力衰竭的发生。

（2）平均动脉压高于 18.7 千帕（140 毫米汞柱）者，突有皮质盲发生者，有蛛网膜下腔出血史、脑血管畸形或先天性脑动脉瘤者，需警惕妊娠高血压综合征脑血管意外的发生。

（3）严格掌握在解痉基础上进行的扩容与降压，注意适时选择终止妊娠，以降低妊娠高血压综合征并发弥散性血管内凝血的发生概率。

调　养

中药方剂

◎ 杞菊地黄丸加减

【材料】龟甲 15 克，生地黄 9 克，山茱萸 9 克，枸杞 9 克，菊花 9 克，何首乌 9 克，山药 12 克，石决明（先煎）30 克。头痛头晕者加羚羊角粉（吞服）0.3 克，白蒺藜 12 克。大便秘结者加生大黄（后下）6 克，柏子仁 9 克。血压偏高者加夏枯草 12 克，钩藤（后下）9 克。

【制法】将上述材料加清水早晚各煎煮 1 次，去渣取汁。

【服法】 每日 1 份。早晚各 1 次，温热口服。

【功效】 滋阴养肝，平肝潜阳。适用于妊娠合并高血压综合征。

◎ 天麻钩藤饮加减

【材料】 天麻 9 克，钩藤（后下）9 克，石决明（先煎）30 克，生地黄 12 克，黄芩 9 克，栀子 9 克，黄连 3 克，羚羊角粉（吞）0.3 克。血压偏高者加八角梧桐叶 15 克，罗布麻叶 12 克。头痛甚者加菊花 9 克，龙胆草 4.5 克。

【制法】 将上述材料加清水早晚各煎煮 1 次，去渣取汁。

【服法】 每日 1 份。早晚各 1 次，温热口服。

【功效】 清心泻火，平肝潜阳。适用于妊娠合并高血压综合征。

药茶

◎ 夏枯草葡萄芹菜降压饮

【材料】 夏枯草、葡萄、芹菜（旱芹）各适量。

【制法】 将夏枯草、新鲜葡萄与新鲜芹菜一起洗净，榨成汁。

【服法】 兑入温开水饮服。每日 2 次，每次 30 毫升，20 日为 1 个调养周期。

【功效】 降血压。适用于妊娠合并高血压综合征。

◎ 五皮饮

【材料】 茯苓皮、白糖各 20 克，桑白皮、生姜皮、大腹皮各 15 克，陈皮 6 克。

【制法】 将桑白皮、生姜皮、大腹皮、茯苓皮洗净后放入砂锅内，加清水 3 碗半，以小火煮至 1 碗半后加入陈皮、白糖，再煮沸 3 分钟即可。

【服法】 分 2 次服用。

【功效】 健脾利水，行气消肿。适用于妊娠合并高血压综合征。

◎ 桑菊茶

【材料】 桑叶、菊花、老茶叶各 3 克。

【制法】 将上 3 味材料洗净，用开水浸泡 25 分钟。

【服法】 代茶饮，不拘时服。

【功效】 清肝明目，滋阴补虚。适用于妊娠合并高血压综合征。

◎ 菊花玉米须冰糖茶

【材料】 菊花 5 克，玉米须 150 克，冰糖适量。

【制法】 将玉米须煎水，去渣取汁后加入菊花、冰糖。

【服法】 代茶饮。

【功效】 健脾去湿，平肝潜阳。适用于妊娠合并高血压综合征。

◎ 决明子饮

【材料】 决明子、夏枯草、白糖各 15 克，菊花 10 克。

【制法】 将上述材料水煎取汁，加入白糖后煮沸即可。

【服法】 随量饮用。

【功效】 清肝明目，息风止晕。适用于妊娠合并高血压综合征。

◎ 芹菜夏枯草向日葵茶

【材料】 芹菜 30 克，夏枯草 15 克，向日葵叶 30 克。

【制法】 将上述材料加水煎煮，去渣取汁。

【服法】 代茶饮。

【功效】 清肝明目，息风止晕。适用于妊娠合并高血压综合征。

药粥

◎ 淡菜皮蛋粥

【材料】 淡菜 50 克，粳米 50 克，皮蛋 1 个，精盐适量。

【制法】 将皮蛋去壳，与洗净的淡菜、粳米一起加水煮粥，最后加入少许精盐调味即可。

【服法】 每日早晚温热服用。

【功效】 适用于妊娠合并高血压综合征。

◎ 车前子粥

【材料】 车前子 15 克，粳米 60 克，玉米粉适量。

【制法】 将车前子煎水，去渣留汁后加粳米煮粥。将玉米粉用冷水溶化，待粥将熟时加入再煮沸即成。

【服法】 早晚餐食用。每日 1 份。

【功效】 健脾利湿，平肝潜阳。适用于妊娠合并高血压综合征。

◎ 菊花粥

【材料】 杭菊花 15 克，粳米 100 克。

【制法】 将菊花去蒂及杂质，放入蒸笼蒸熟后取出晒干或阴干，研成细末。将粳米放入锅内，加清水适量，煮至米熟后加入菊花末，再用小火煮至烂熟，最后加精盐少许调味即成。

【服法】 早晚餐食用。每日 1 份。

【功效】 滋阴潜阳，平肝息风。适用于妊娠合并高血压综合征。

◎ 芹菜瘦肉粥

【材料】 瘦猪肉 100 克，芹菜（连叶、茎）适量。

【制法】 将上述 2 味材料洗净，芹菜切断，猪肉切丝。在锅内放适量清水，开锅后放入芹菜，煮熟后加入瘦猪肉，滚片刻加入盐、油、味精调味。

【服法】 早晚餐食用。每日 1 份。可连续服用。

【功效】 适用于妊娠合并高血压综合征。

◎ 胡萝卜粥

【材料】 鲜胡萝卜 150 克，粳米 100 克。

【制法】 将胡萝卜洗净、切块后，与粳米一同煮粥食用。

【服法】 早晚餐食用。每日 1 份。可经常食用。

【功效】 适用于妊娠合并高血压综合征。

◎ 山药薏苡仁粥

【材料】 怀山药、薏苡仁各 30 克，大枣 20 枚，肉桂 0.5 克。

【制法】 将怀山药、大枣、肉桂、薏苡仁一同放入锅内煮粥。

【服法】 早晚餐食用。每日 1 份。可经常服用。

【功效】 健脾益肾利尿。适用于妊娠合并高血压综合征。

药汤

◎ 海蜇皮汤

【材料】 海蜇皮 120 克，荸荠 350 克，黑木耳 10 克。

【制法】 将黑木耳用沸水浸泡后去蒂、洗净，同洗净的海蜇皮、荸荠一起放入砂锅内，加水用大火煮沸后改用文火煎煮，取浓汁 250 毫升即可。

【服法】 空腹一次服完，每日 1 份，连服 7 日。

【功效】 凉血养血，潜阳利尿。适用于妊娠合并高血压综合征。

◎ 桑寄生黑豆鸡蛋汤

【材料】 鸡蛋 2 个，桑寄生 60 克，黑豆 30 克，白糖 15 克。

【制法】 将鸡蛋、桑寄生、黑豆洗净，一起放入砂锅内，加适量清水，以小火煮 30 分钟后取出鸡蛋、桑寄生，将鸡蛋去壳后再放入锅中，加白糖煮沸即成。

【服法】 随量饮用。

【功效】 养血祛风，利水消肿。适用于妊娠合并高血压综合征。

◎ 葛根鲢鱼汤

【材料】 鲢鱼 1 条（约重 250 克），生葛根 250 克，大枣 10 个。

【制法】 将鲢鱼去鳞、鳃及内脏后洗净，葛根去皮、洗净后切厚片，枣肉去核、洗净。将大枣放入砂锅中，加适量清水，以大火煮沸后加葛根，再用大火煮10分钟后放入鲢鱼，以小火煮2小时，加佐料调味即成。

【服法】 随量饮用。

【功效】 解肌清热，利水降压。适用于妊娠合并高血压综合征。

◎ 羊肾羹

【材料】 羊肾2个，肉苁蓉20克，陈皮、草果、胡椒各5克，葱、姜、盐各适量。

【制法】 将上述后7种材料一起装入纱布袋内，扎紧袋口，与羊肾一起放入砂锅内，以文火熬成汤。

【服法】 去料取汤，以汤煮面或作羹食用。

【功效】 补肾温阳化水。适用于妊娠合并高血压综合征。

◎ 千金鲤鱼汤

【材料】 青鲤鱼1条（约重500克），白术、生姜、陈皮、白芍、当归各10克，茯苓5克。

【制法】 将鲤鱼去鳞、内脏，洗净。其余材料清洗干净后用干净纱布包裹，与鲤鱼一同入砂锅煮1小时，除去药包。

【服法】 饭前空腹吃鱼喝汤，每日1次。

【功效】 健脾行水安胎。适用于妊娠合并高血压综合征。

◎ 首乌天麻瘦肉汤

【材料】 猪瘦肉100克，制何首乌、天麻、钩藤各15克。

【制法】 将制何首乌、天麻、猪瘦肉洗净，放入砂锅中加适量清水，以大火煮沸后改用小火煮约2小时，放入洗净的钩藤，再煮沸15分钟，加佐料调味即成。

【服法】 随量饮用。

【功效】 养血柔肝，息风止眩晕。适用于妊娠合并高血压综合征。

◎ 海蜇蚝豉瘦肉汤

【材料】 瘦猪肉 100 克，海蜇 60 克，蚝豉 30 克。

【制法】 将瘦猪肉洗净，蚝豉浸软洗净，海蜇用清水浸去咸味后洗净、切片。将所有用料一起放入砂锅中，加适量清水，以大火煮沸后改用小火再煮 2 小时，加佐料调味即成。

【服法】 随量饮用。

【功效】 滋肾阴，平肝火。适用于妊娠合并高血压综合征。

◎ 陈皮冬瓜汤

【材料】 陈皮 10 克，冬瓜（连皮）250 克。

【制法】 将陈皮、冬瓜洗净、切块，一同放入锅中煮熟，无须加盐调味。

【服法】 每日食 2 次。

【功效】 行气利水。适用于妊娠合并高血压综合征。

保健菜肴

◎ 清炖鲫鱼

【材料】 鲫鱼 1 条（约重 250 克），竹笋肉 25 克，水发香菇 5 个，黄酒、精盐、胡椒粉、葱段、生姜片、味精各适量。

【制法】 将竹笋肉、香菇分别洗净，切片；鲫鱼去鳞、鳃、肠杂，洗净。将鲫鱼用黄酒、精盐、胡椒粉浸 20 分钟后取出置碗内，在鱼身中间摆放香菇片，两头并列摆放笋片，加黄酒、葱段、生姜片、味精各少许，上火蒸 1 ～ 2 小时至鱼烂熟，拣去葱、生姜即成。

【服法】 佐餐食用。每周食 2 ～ 3 次。

【功效】 补气，利水，消肿。适用于妊娠合并高血压综合征。

◎ 鲤鱼煲冬瓜

【材料】 鲤鱼1条，冬瓜100克，精盐、麻油各适量。

【制法】 将鲤鱼去内脏、鳃、鳞，洗净；冬瓜洗净，切块。将鲤鱼、冬瓜放入锅内，加水适量，待鱼熟透后加少量精盐、麻油调味。

【服法】 吃鱼喝汤，连服5～7日可见效。

【功效】 健脾行水。适用于妊娠合并高血压综合征。

◎ 天麻鸭子

【材料】 鸭子1只（约重500克），生地黄30克，天麻15克，精盐、味精各适量。

【制法】 将鸭去内脏，洗净；天麻、生地黄洗净后切片。将天麻、生地黄与鸭子一同放入砂锅内炖至鸭烂熟。食用时可调入精盐、味精。

【服法】 食肉饮汤，宜经常食用。

【功效】 平肝滋阴。适用于妊娠合并高血压综合征。

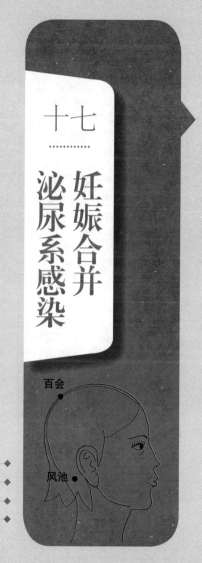

十七

妊娠合并
泌尿系感染

病因
症状
预防
调养

百会

风池

有的妇女在妊娠期间出现尿频、尿急、淋沥涩痛等症状，即为妊娠合并泌尿系感染，相当于中医学的"子淋"。本症的发病率约为7%，是一种较为常见的妊娠期合并症，严重者可引发早产、败血症等，甚至会诱发急性肾功能衰竭，威胁孕妇生命安全。

妊娠期间，要尽量少食辛热食品，多饮水以保证一定的尿量，忌憋尿，并注意个人卫生及居住环境卫生，以预防妊娠合并泌尿系感染的发生。

病　因

引起妊娠合并泌尿系感染的原因主要有以下四个方面：

（1）妊娠期间，肾盂、肾盏、输尿管扩张，胎盘会分泌大量雌激素、孕激素。雌激素能够使输尿管、肾盂、肾盏及膀胱的肌层增生、肥厚；孕激素能使输尿管平滑肌松弛、蠕动减弱，使膀胱对张力的敏感性减弱，从而发生过度充盈或排尿不完全，这为细菌在泌尿系繁殖创造了条件。

（2）增大的子宫在骨盆入口处压迫输尿管，形成机械性梗阻，肾盂与输尿管扩张以右侧较重。

（3）增大的子宫和胎头将膀胱向上推移变位，容易引起排尿不畅、尿潴留或尿液反流回输尿管，导致妊娠合并泌尿系感染。

（4）妊娠期间，孕妇常会出现生理性糖尿，尿液中氨基酸及水溶性维生素等营养物质增多，更利于细菌生长，使无症状菌尿症有发展成急性肾盂肾炎的倾向。

症　状

妊娠合并泌尿系感染可分为无症状菌尿症、急性膀胱炎、急性肾盂肾炎以及慢性肾盂肾炎，症状分别如下：

（1）无症状菌尿症

细菌在泌尿系统持续性滋生、繁殖，在临床上却没有泌尿系感染症状，称为无症状菌尿症。该病症只有在进行产前检查、尿液培养时才能筛查出，并没有明显的症状。

（2）急性膀胱炎

急性膀胱炎大多由无症状菌尿症发展而来。本症的主要表现为膀胱刺激征，如尿频、尿急、尿痛，症状以排尿终了时明显。患者下腹部会出现不适感，偶尔会出现血尿。多数患者并没有明显的全身症状。清洁中段尿白细胞增多，可能会出现红细胞。尿培养细菌超过正常值，培养阴性者应进行衣原体检查。

（3）肾盂肾炎

肾盂肾炎可分为急性与慢性两种。

急性肾盂肾炎是妊娠期最常见的泌尿系统合并症。本症起病急骤，突然出现寒战，高热可达 40℃ 以上，也有可能是低热；伴有头痛、周身酸痛、恶心、呕吐等全身症状和腰痛及尿频、尿急、尿痛、排尿未尽感等膀胱刺激征，排尿时常伴有下腹疼痛；肋腰点出现压痛，肾区叩痛阳性；血白细胞增多，尿沉渣有成堆的白细胞或脓细胞；尿培养细菌阳性，多数为大肠杆菌，血培养可能阳性。如果只出现高热而没有泌尿系统症状，需要与各种发热疾病进行鉴别。

慢性肾盂肾炎一般没有明显的泌尿系统症状，常常表现为反复发作的泌尿道刺激症状或仅出现菌尿症，少数患者会出现长期低热或高血压的症状，部分患者可有慢性肾功能不全的表现。

预 防

妊娠合并泌尿系感染是一种常见的妊娠期疾病，会给孕妇带来严重的痛苦，严重者还会引发早产等不良后果，甚至威胁到孕妇的安危。因此，预防妊娠合并泌尿系感染是十分必要的。

（1）多饮水

妊娠期间，要养成多饮水的习惯，以保证一定的排尿量。尿液可以冲刷泌尿道，减少细菌的滋生并抑制其繁殖。

（2）饮食清淡健康

妊娠期，饮食应尽量清淡，多吃冬瓜、西瓜、青菜等清热利湿的食物，也可用莲子肉、赤豆、绿豆等煮汤喝，既有利于降低尿路感染的发生概率，又有保胎养胎的功效。

（3）加强营养

妊娠期间，一定要加强营养，保证维生素、蛋白质等的摄入，既可以增强体质、预防疾病，也可以为胎儿的生长发育提供营养。

（4）注意个人卫生

注意外阴清洁，勤换内裤（最好是纯棉制品，且经常接受日晒、煮沸消毒），以避免细菌的滋生。

（5）下装宽松

妊娠期间，裤子要尽量宽松。如果裤子过紧，会束压外阴，使细菌容易侵入尿道。

（6）侧卧位休息

孕妇睡觉时最好采取侧卧位，如此可减轻对输尿管的压迫，使尿流通畅。

（7）排便通畅

孕妇应养成规律性的排便习惯，保持大便通畅，从而减少对输尿管的压迫。

调 养

中药方剂

◎ 知柏地黄汤加减

【材料】 知母9克，黄柏9克，生地黄12克，怀山药12克，车前子（包煎）12克，山茱萸9克，泽泻9克，丹皮9克，茯苓9克，麦冬6克，五味子6克。小便涩痛者加萹蓄12克，瞿麦12克，生甘草梢6克。尿血者加白茅根12克，旱莲草9克。

【制法】 将上述材料加清水早晚各煎煮1次，去渣取汁。

【服法】 每日1份。早晚各1次，温热口服。

【功效】 滋阴润燥，通淋。适用于妊娠合并泌尿系感染。

药茶

◎ 淡竹叶猕猴桃汁

【材料】 淡竹叶20克，鲜猕猴桃200克。

【制法】 将淡竹叶煎煮取汁；鲜猕猴桃去皮后榨汁；将两者混合均匀即成。

【服法】 代茶饮。

【功效】 通淋利尿。适用于妊娠合并泌尿系感染。

◎ 二鲜饮

【材料】 鲜藕、鲜茅根各120克。

【制法】 将藕洗净、切片，鲜茅根洗净、切碎，一同入锅加水煮，取汁。

【服法】 代茶饮。

【功效】 清热利湿，通淋。适用于妊娠合并泌尿系感染。

◎ 大青叶金钱草茶

【材料】 大青叶、金钱草各 50 克，海金沙 25 克。

【制法】 将上述材料加水煎汤取汁。

【服法】 每日 1 份，代茶饮。

【功效】 清热解毒。适用于妊娠合并泌尿系感染。

◎ 白茅根茶

【材料】 鲜白茅根 90 克。

【制法】 将白茅根加水煎汤取汁。

【服法】 每日 1 份，代茶饮。

【功效】 凉血解毒，清热利尿。适用于妊娠合并泌尿系感染。

◎ 竹叶茶

【材料】 竹叶 10 克，茶叶 5 克。

【制法】 将以上 2 味材料用沸水冲泡。

【服法】 每日 1 份，代茶饮。

【功效】 清热泻火，利尿通淋。适用于妊娠合并泌尿系感染。

◎ 通草灯心草茶

【材料】 白茅根 30 克，通草 3 克，灯心草 3 克，绿茶 6 克。

【制法】 将以上 4 味材料放入茶杯中，加沸水冲泡。

【服法】 每日 1 份，代茶饮。

【功效】 清热利尿，通淋。适用于妊娠合并泌尿系感染。

药粥

◎ 竹叶粥

【材料】 淡竹叶 30 克，生石膏 30 克，粳米 100 克，砂糖适量。

【制法】 将淡竹叶和石膏加水 200 毫升，煎煮至 100 毫升后去渣取汁，放入粳米煮成粥。

【服法】每日 1 份，分 3 次食用。

【功效】泻火通淋。适用于妊娠合并泌尿系感染。腹满肠鸣、食少难化、大便不成形者慎用。

◎ 地黄粥

【材料】熟地黄 30 克，小蓟 15 克，粳米 100 克，冰糖适量。

【制法】将熟地黄与小蓟共加 150 毫升水煎煮至 80 毫升，去渣取汁，与粳米一同熬煮成粥，最后放入冰糖调匀。

【服法】每日 1 份，分 3 次服用。

【功效】滋阴润燥，通淋。适用于妊娠合并泌尿系感染。腹满食少、小便短黄、舌苔黄腻者不宜用。

◎ 淡竹叶赤豆粥

【材料】淡竹叶 100 克，赤小豆 50 克，糯米 100 克。

【制法】将淡竹叶洗净、切碎备用。将赤小豆、糯米淘洗干净，浸泡发胀。将赤小豆和糯米下锅，加清水 1000 克，置火上烧开。待米粒快要煮开时，加入淡竹叶，熬煮成粥即成。

【服法】每日 1 份，分数次食用。

【功效】清热解毒，利水消肿，凉血。适用于妊娠合并泌尿系感染。

◎ 车前叶粥

【材料】鲜车前叶 60 克，葱白 3 根，粳米 100 克。

【制法】将车前叶和葱白洗净、切碎，一同放入砂锅中，加水 200 克煎至 100 克，去渣待用。将粳米用清水淘洗干净。将备好的材料一同放入砂锅中加水 600 克，先用大火烧开，再转用小火熬煮成稀粥。

【服法】每日 1 份，分 2 ~ 3 次食用，5 ~ 7 日为 1 个调养周期。

【功效】利尿，清热，明目，祛痰。适用于妊娠合并泌尿系感染。

◎ 蒲公英粥

【材料】 鲜蒲公英 90 克（干品 45 克），粳米 100 克。

【制法】 将蒲公英洗净、切碎，加水煎煮后去渣取汁。将粳米淘洗干净，备用。将备好的材料一同入锅，加水适量后先用大火烧开，再转用小火熬煮成稀粥。

【服法】 日服 2 ~ 3 次，温热食用，3 ~ 5 日为 1 个调养周期。

【功效】 清热解毒，消肿散结。适用于妊娠合并泌尿系感染。

药汤

◎ 珍珠草猪肝汤

【材料】 猪肝 100 克，珍珠草 60 克（干品 30 克）。

【制法】 将鲜珍珠草洗净，切碎。将猪肝洗净切成薄片放入锅中，并加适量的水煮成猪肝汤。待猪肝熟后，再加入珍珠草，水沸后除去珍珠草即成。

【服法】 每日服用 1 次，连用 5 ~ 6 次。

【功效】 平肝清热，和血解毒，养肝明目，利湿退黄。适用于妊娠合并泌尿系感染。

◎ 莲子甘草汤

【材料】 莲子（去心）50 克，生甘草 10 克。

【制法】 将莲子与甘草同入锅中，加水 500 克，以小火煎煮至莲子软熟时，稍加冰糖即成。

【服法】 吃莲子喝汤。

【功效】 利尿通淋。适用于妊娠合并泌尿系感染。

保健菜肴

◎ 葵菜鲤鱼

【材料】 鲤鱼 1 条（约重 500 克），葵菜 500 克，葱白 125 克，盐适量。

【制法】 将鲤鱼去鳞及肠杂，加水 3300 克，与葵菜、葱白一同煮熟，加少许盐调味即可。

【服法】 吃鱼喝汤。

【功效】 清热解毒。适用于妊娠合并泌尿系感染。

针灸法

◎ 针灸

【取穴】 气海、膀胱俞（双）、阴陵泉（双）、关元穴。

【取法】 气海：仰卧，前正中线上，脐中下 1.5 寸处为本穴；膀胱俞：俯卧，第二骶椎下间后正中线旁开 1.5 寸处为本穴；阴陵泉：正坐屈膝或仰卧，于小膝部内侧，胫骨内侧髁后下方凹陷处为本穴；关元：仰卧，前正中线上，脐中下 3 寸处为本穴。

【方法】 以针刺气海、双膀胱俞、双阴陵泉穴。灸关元穴。

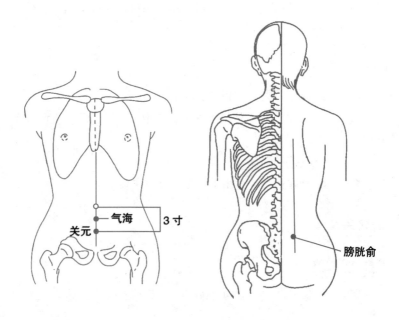

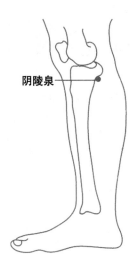

阴陵泉

【功效】 适用于小便淋痛。

敷贴法

◎ 法一

【组方】 葱白12根，精盐12克。

【用法】 将葱白和精盐共捣至膏状，取此膏摊在胶布中间，贴敷于脐眼上，每日更换1次。

【功效】 适用于妊娠合并泌尿系感染。

◎ 法二

【组方】 活田螺2个（连壳），滑石末12克。

【用法】 将上述材料共同捣烂，加适量温开水将其调成糊状敷于脐孔中，干后再换，每日敷贴3～4次。

【功效】 适用于妊娠合并泌尿系感染。

◎ 法三

【组方】 栀子10克，鲜生地黄、鲜麦冬、玄参各15克，大蒜、精盐各适量。

【用法】 将上述材料捣烂如膏状，用时取适量敷于脐孔中，外用纱布覆盖，并用胶布固定。每日更换 2 次，贴至症状消失为止。

【功效】 适用于妊娠合并泌尿系感染。

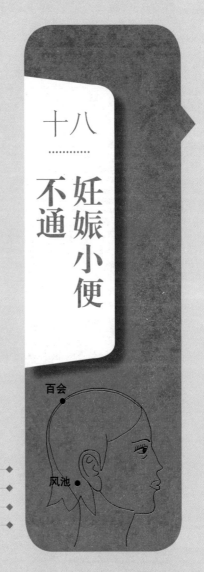

十八

妊娠小便不通

百会

风池

病因
症状
预防
调养

妊娠期间，小便不通，甚至伴有小腹胀急疼痛、心烦不得卧，称之为妊娠小便不通，中医上称为"转胞"或"胞转"。

妊娠小便不通者饮食宜以清补通利为主，多食新鲜蔬菜、水果，多食豆制品、麦麸、玉米等，补充维生素及蛋白质，忌食油腻生冷的食品。

病　因

妊娠小便不通的发病原因包括肾虚、气虚、湿热三种。

（1）气虚型

脾胃虚弱，中气不足，难以载胎，胎重下坠，压迫膀胱，溺不得出。

（2）肾虚型

肾虚不能化气行水，膀胱气化不利，而致小便不通。

（3）湿热型

湿热下注膀胱，膀胱气化失司，水道不通，小便闭阻。

症　状

本症以妊娠期小便不通、小腹胀急疼痛为特点。

（1）气虚型

妊娠数月，小便不通，或频数量少，解后疼痛，尿白或淡黄，小腹胀急疼痛，坐卧不安，面色㿠白，精神疲倦，头重眩晕，短气懒言，大便不爽。舌质淡，苔薄白，脉虚缓滑。

（2）肾虚型

妊娠期间，妊娠小便频数不畅，继则闭而不通，时有涩痛，小便色淡黄，小腹胀满而痛，坐卧不宁，面白神疲，胃寒肢冷，腰腿酸软。舌质淡，苔薄润，脉虚数。

（3）湿热型

妊娠数月后，小便短黄渐至闭塞不通，艰涩难解，解时刺痛，小腹胀痛，坐卧不安，面色垢黄，头重眩晕，心烦急躁，胸闷口苦或渴不欲饮。舌质红，苔厚燥或黄腻，脉滑数有力。

预　防

妊娠小便不通可发生在怀孕 3 个月左右，也可发生在孕晚期或临产时，但以后者常见。妊娠小便不通一般不影响孕妇的健康和胎儿的生长发育，用饮食调养或热敷（用热毛巾或葱头带须炒热，外敷下腹部）的方法，对缓解症状有一定的帮助。

调　养

中药方剂

◎ 方一

【材料】 党参 15 克，白术、扁豆、茯苓、乌药各 10 克，桂枝、升麻、桔梗、通草各 6 克。

【制法】 将上述材料分别洗净，一同放入砂锅中，加适量清水置于火上，先以武火煮沸，再改用文火煎煮 15 分钟，离火后去渣取汁。

【服法】 每日 1 份。早晚各 1 次，温热口服。

【功效】 适用于妊娠小便不通。

◎ 方二

【材料】 白术 45 克，炙黄芪、桑白皮各 30 克，扁豆 15 克，枳壳 10 克，桔梗、炙升麻各 6 克。

【制法】 将上述材料分别洗净，一同放入砂锅中，加适量清水置于火上，先以武火煮沸，再改用文火煎煮 15 分钟，离火后去渣取汁。

【服法】 每日 1 份。早晚各 1 次，温热口服。

【功效】 适用于妊娠小便不通。

◎ 方三

【材料】 生黄芪 12 克，党参、白术、猪苓各 9 克，灯心草、云苓皮、泽泻各 6 克，紫苏叶 3 克，升麻、甘草各 2 克。

【制法】 将上述材料分别洗净，一同放入砂锅中，加适量清水置于火上，先以武火煮沸，再改用文火煎煮 15 分钟，离火后去渣取汁。

【服法】 每日 1 份。早晚各 1 次，温热口服。

【功效】 适用于妊娠小便不通。

◎ 方四

【材料】 黄芪、白术、当归、人参、茯苓各 15 克，陈皮、升麻、柴胡、甘草各 10 克。

【制法】 将上述材料分别洗净，一同放入砂锅中，加适量清水置于火上，先以武火煮沸，再改用文火煎煮 15 分钟，离火后去渣取汁。

【服法】 每日 1 份。早晚各 1 次，温热口服。

【功效】 适用于妊娠小便不通。

◎ 法五

【材料】 龙眼核 10 克。

【制法】 将龙眼核去外层黑壳，打碎后加水煎煮取汁。

【服法】 每日 1 份。温热口服。

【功效】 适用于妊娠小便不通。

保健茶

◎ 杨桃汁

【材料】 鲜杨桃适量。

【制法】 将鲜杨桃洗净切碎后，捣烂取汁。

【服法】 以凉开水冲服，每次 1 杯，每日 2 次。

【功效】 清热解毒，生津止渴，利尿通淋，下气和中。适用于妊娠小便不通。本品性寒凉，脾胃虚寒、便溏泻泄者不宜多用。

◎ 橘子黄瓜饮

【材料】 橘子 2 个，黄瓜 1 条。

【制法】 将橘子、黄瓜洗净，共同捣烂取汁。

【服法】 饮汁，每日 2 ~ 3 次。

【功效】 散寒清热。适用于妊娠小便不通。

药粥

◎ 芪麦通草粥

【材料】 黄芪 30 克，麦冬、通草各 10 克，红糖 30 克，粳米 100 克。

【制法】 将黄芪、麦冬、通草放入锅中，加水约 300 毫升，煎煮 30 ~ 40 分钟后取汁。将粳米淘净入锅，加入煎汁，再加适量清水熬煮至米烂汁稠，加入红糖即成。

【服法】 每日 1 份，分 2 次空腹服用，可经常食用。

【功效】 益气养阴，通利小便，健脾益肺。适用于妊娠小便不通。

◎ 榆白皮粥

【材料】 榆白皮 30 克，葵子 15 克，粳米 60 克。

【制法】 将榆白皮研捣成末，葵子研细，同粳米混合放入锅中，加水熬煮成粥。

【服法】 温热服食，每日 3 次。

【功效】 利水，通淋，消肿。适用于妊娠小便不通。

药汤

◎ 火腿冬瓜汤

【材料】 火腿肉 50 克，冬瓜 250 克，火腿皮 100 克，葱、精盐、味精各适量。

【制法】 将冬瓜洗净去皮，切成 5 毫米厚的片。待猪油烧至五成热时爆香葱花，加火腿与水，沸后撇去浮沫，炖煮半小时后放入冬瓜，再煮至冬瓜酥软，加调料再煮 3 ~ 5 分钟即可。

【服法】 佐餐食用。

【功效】 利尿通乳。适用于妊娠小便不通。

◎ 鸭头汤

【材料】 鸭头 3 个，葱、姜、盐、黄酒各适量。

【制法】 将鸭头放入锅中，加所有调料以文火煨煮至鸭头熟烂。

【服法】 食肉喝汤。

【功效】 滋阴补肾，化痰利水，除痨止咳。适用于妊娠小便不通。

保健菜肴

◎ 玉米粥

【材料】 玉米楂或玉米面 50 克，芝麻酱、盐各适量。

【制法】 若用玉米楂需煮烂，粥成后加盐少许。若用玉米面，用沸开水打糊，再煮几沸，加芝麻酱、盐调味。

【服法】 稍冷即食，作早餐更佳。

【功效】 健胃宽中，利尿止淋。适用于妊娠小便不通。

◎ 苋菜粥

【材料】 紫苋菜 250 克，糯米 100 克。

【制法】 将紫苋菜洗净入锅，水煎取汁后加入糯米共熬成粥。

【服法】 空腹食用。

【功效】清热利窍，抗菌消炎。适用于妊娠小便不通。脾弱者慎食。

◎ 萝卜粥

【材料】萝卜 500 克，粳米 100 克。

【制法】将萝卜洗净切碎，粳米淘洗干净，共同入锅中加水煮粥。

【服法】经常食用。

【功效】顺气利尿，抗癌，清热解毒。适用于妊娠小便不通。

◎ 鲫鱼炖赤豆

【材料】鲫鱼 300 克，赤小豆 30 克，姜、葱、食盐等各适量。

【制法】将鲫鱼去鳞及内脏后洗净，置于锅内，加赤小豆和水适量，炖至赤小豆熟烂，加少许姜、葱、盐等调味。

【服法】喝汤食鱼和豆。

【功效】温肾扶阳，化气行水。适用于妊娠小便不通。

◎ 姜花鲈鱼

【材料】鲈鱼肉 180 克，姜花 0.9 克，长葱段 9 克，汤 45 克，绍酒 9 克，湿淀粉 3 克，植物油 45 克，精盐 0.9 克，香油 0.9 克，白糖 0.6 克，味精 0.6 克，胡椒粉 0.09 克。

【制法】将鱼肉切成方块形，用精盐搅拌均匀。猛火烧锅倒入植物油，以中火将鱼块炒至六成熟，倒在笊篱里沥去油。将锅放回火上，加汤、姜花、绍酒、精盐、白糖、胡椒粉、鱼块，加盖焖至八成熟，放入葱段，加湿淀粉、味精、香油即成。

【服法】佐餐食用。

【功效】适用于肾虚型妊娠小便不通。

◎ 慈菇炒肉片

【材料】瘦猪肉 50 克，鲜慈菇 100 克，葱、姜、盐、味精各适量。

【制法】将猪肉洗净切成薄片，慈菇切片，拌入葱、姜、盐。以大火煸炒上述食材至熟，加味精调味。

【服法】 佐餐食用，每日 1 份，连用数日。

【功效】 通淋行血，润肺止咳。适用于妊娠小便不通。

◎ 葵瓜子仁炖猪肉

【材料】 猪瘦肉 150 克，葵瓜子仁 25 克。

【制法】 将猪肉洗净切片，与葵瓜子仁一同放入砂锅中，加适量清水置于火上，先以武火煮沸，再改文火煎煮 35 分钟即成。

【服法】 食肉饮汤，每日服用 2 次。

【功效】 适用于妊娠小便不通。

◎ 白蜜杨桃

【材料】 杨桃 500 克，白糖 100 克，蜂蜜 25 克，桂花卤适量。

【制法】 将杨桃劈开，入锅煮熟后去皮与核，以刀斜切 2 刀，切成 3 块放入碗中，加白糖、蜂蜜、少许桂花卤，盖上盖盘上笼大火蒸 10 分钟左右，取出反扣于盖盘中。

【服法】 可作甜点，随意服食。

【功效】 清热通淋。适用于妊娠小便不通。

◎ 葡萄生地黄藕汁膏

【材料】 生地黄 100 克，鲜葡萄、鲜藕各 150 克，蜂蜜 350 克。

【制法】 将生地黄煎汤取汁，并加热浓缩。将鲜葡萄、鲜藕捣烂取汁，与生地黄浓缩液混匀，以文火熬成稠膏，再加等量蜂蜜煎沸。

【服法】 每次 1 汤匙，用沸水化服。

【功效】 凉血，止血，利尿。适用于妊娠小便不通。

◎ 核桃糖

【材料】 核桃仁、冰糖各 250 克，香油 150 毫升。

【制法】 用香油将核桃仁炸酥，与冰糖共研为糊状。

【服法】 每次吃 1 匙，用温开水送服，每日食 4 次，连续服完为 1 个调养周期，可食用 1 ~ 3 个调养周期。

【功效】 补肾固精，利尿消石。适用于妊娠小便不利。因本品油分多，多食影响消化，故以少食为宜。

◎ 蜂蜜萝卜片

【材料】 萝卜 1500 克，蜂蜜、盐各适量。

【制法】 将萝卜洗净、去皮、切片，用蜂蜜浸泡 10 分钟后放在平底锅中以文火焙干，再浸再焙，注意不要焙焦，连制 3 次。

【服法】 每日连嚼服数片，以盐水送服，每日 4 ~ 5 次。

【功效】 清热解毒，润燥散瘀。适用于妊娠小便不通。

灸法

◎ 毫针法

【取穴】 气海、关元、膀胱俞（双）、阴陵泉（双）、足三里，三阴交、大椎穴。

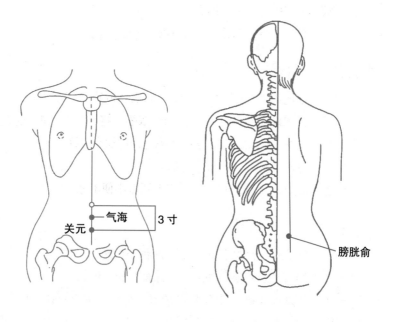

气海　3 寸

关元

膀胱俞

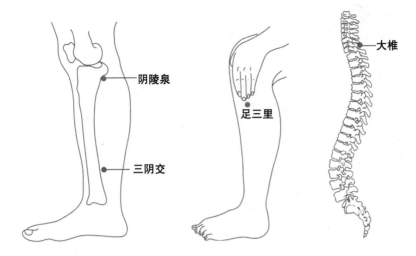

【取法】 气海：仰卧，前正中线上，脐中下 1.5 寸处为本穴；关元：仰卧，前正中线上，脐中下 3 寸处为本穴；膀胱俞：俯卧，第二骶椎下间后正中线旁开 1.5 寸处为本穴；阴陵泉：正坐屈膝或仰卧，于膝部内侧，胫骨内侧髁后之间的凹陷处为本穴；足三里：正坐屈膝，以患者本人手按在膝盖上，食指抚于膝下胫骨，中指指尖处为本穴；三阴交：正坐或仰卧，足内踝尖上 3 寸，胫骨内侧面后缘为本穴；大椎：俯卧或正坐低头，于颈后隆起最高且能屈伸转动者为第七颈椎，其棘突下凹陷处为本穴。

【方法】 强刺激，留针 15 ～ 20 分钟，每隔 1 ～ 2 分钟捻转一次，以有通上达下的酸麻胀感为度，针后加艾灸或电灸。

【功效】 适用于妊娠小便不通。

敷贴法

◎ 法一

【组方】 升麻 20 克，党参、白术各 15 克。

【用法】 将上述材料共研成细末，与适量葱白共捣为膏状，敷贴于脐孔上，并用纱布覆盖固定。每 12 小时更换 1 次。

【功效】 适用于气虚型妊娠小便不通。

◎ 法二

【组方】 冬葵、滑石、栀子各等份。

【用法】 将等份的冬葵、滑石、栀子共研成细末，与葱汁调成膏状，敷贴于脐孔上，以纱布覆盖固定。每日更换 2 次。

【功效】 适用于湿热型妊娠小便不通。

◎ 法三

【组方】 甘遂 15 克，甘草 10 克。

【用法】 将甘遂研为细末，加水调成膏状，敷于脐孔内，以纱布覆盖固定。另以甘草 10 克煎汤汁服下。

【功效】 适用于妊娠小便不通。

◎ 法四

【组方】 田螺 5 个（去壳），鲜葱白 15 根（连须），食盐 15 克。

【用法】 将上述材料共捣成膏状，敷贴于脐孔上，以纱布覆盖固定。每 12 小时更换 1 次。

【功效】 适用于妊娠小便不通。

◎ 法五

【组方】 滑石粉、车前草各适量。

【用法】 将滑石粉与车前草捣汁，调敷于脐下，也可用水调。

【功效】 利水清热。适用于妊娠小便不通。

♥ 爱心小贴士

妊娠小便不通的调养注意事项

妊娠小便不通会给孕妇造成很大的困扰，因此，孕妇要在日常生活中进行合理的调养。

（1）起居调养　妊娠期间要进行适量的运动，并且要多饮水。

（2）饮食调养　妊娠小便不通者在饮食方面要以清补通利为主，多吃新鲜蔬菜、水果，忌油腻壅气、助痰生冷的食品，要多多补充维生素及蛋白质，多食豆制品、麦麸、玉米等食品。

十九

妊娠合并
便秘

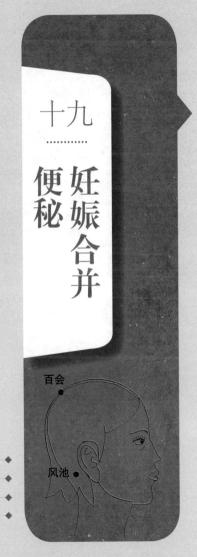

百会

风池

病因
症状
预防
调养

妊娠期间出现的大便秘结不通或欲便而艰涩不畅的症状，即为妊娠合并便秘。本症是妊娠期最常见的病症之一，严重者会导致肠梗阻、早产，甚至会在分娩时引起难产。

妊娠期间的妇女应该进行适量的户外运动，合理饮食，多吃蔬菜瓜果，并养成规律性排便的习惯，以降低便秘的发生率。

病　因

引起妊娠合并便秘的原因主要有以下几点：

（1）妊娠期间，孕妇体内的孕激素分泌量会大量增加，使得胃肠道平滑肌张力降低、肠蠕动减弱，食物残渣久滞肠道中，从而引起便秘、气胀。

（2）妊娠后期，日益增大的胎儿和子宫压迫直肠，也会引起便秘。

（3）孕妇饮食中摄入大量高蛋白、高脂肪的食物，摄入液体较少，摄入含有纤维素的蔬菜和水果较少等，都会引起便秘。

（4）妊娠后期，孕妇的活动量减少，使得蠕动本已减少的胃肠对食物的消化能力进一步下降，加重了腹胀和便秘的情况。

症　状

妊娠合并便秘是妊娠期最常见的病症之一，症状会随着妊娠月份的增加而越来越严重。轻者腹胀、腹痛，待到妊娠晚期，便秘的情况会非常严重，常有几天不能排便，甚至1～2周都未能排便，严重者可出现肠梗阻，并引发早产，危及母婴安危。有的便秘患者在分娩时，由于堆积在肠管中的粪便妨碍胎儿产出，从而延长产程，甚至引起难产。

预　防

（1）保持心情愉快，避免不必要的思想忧虑。平时多吃新鲜蔬菜或水果，不要吃燥热食物，以免燥热伤津，使大肠液亏，引起粪块干硬，排便困难。

（2）养成定时排便的习惯。如果有便意而不即时如厕，则粪便在肠腔内停留过久，其中大量水分被肠壁吸收，使粪块干燥坚硬形成便秘。

调　养

中药方剂

◎ 黄芪汤合四君子汤

【材料】 黄芪 15 克，党参 12 克，火麻仁 12 克，白术 10 克，茯苓 10 克，陈皮 10 克，当归 10 克，白蜜 10 毫升，甘草 6 克。

【制法】 将上述材料加清水早晚各煎煮 1 次，去渣取汁。

【服法】 每日 1 份。早晚各 1 次，温热口服。

【功效】 益气润肠通便。适用于妊娠合并便秘。

◎ 四物汤合增液汤

【材料】 何首乌 15 克，熟地黄 12 克，当归 10 克，白芍 10 克，麦冬 10 克，玄参 10 克，生肉苁蓉 10 克，桑椹 10 克。

【制法】 将上述材料加清水早晚各煎煮 1 次，去渣取汁。

【服法】 每日 1 份。早晚各 1 次，温热口服。

【功效】 养血滋阴，润肠通便。适用于妊娠合并便秘。

◎ 润燥汤

【材料】 金银花 15 克，黄芩 12 克，火麻仁 12 克，生地黄 12 克，当归 10 克，阿胶（烊化）10 克，紫苏梗 10 克，黑芝麻 10 克，防风 6 克，黄连 6 克。

【制法】 将上述材料加清水早晚各煎煮 1 次，去渣取汁。

【服法】 每日 1 份。早晚各 1 次，温热口服。

【功效】 清热润肠通便。适用于妊娠合并便秘。

保健茶

◎ 阿胶葱白蜜饮

【材料】 阿胶 10 克，蜂蜜 15 克，葱白 4 根。

【制法】 将葱白洗干净切成段，加入适量水，放入葱白煮开后捞出，加入阿胶、蜂蜜炖化即成。

【服法】 代茶饮。

【功效】 补血养血，润肠通便。适用于妊娠合并便秘。

◎ 牛奶蜂蜜茶

【材料】 牛奶 100 克，蜂蜜 100 克。

【制法】 将牛奶煮沸，待转温后调入蜂蜜即成。

【服法】 代茶饮，每日 3 次。

【功效】 润肠通便。适用于妊娠合并便秘。

◎ 芝麻核桃茶

【材料】 黑芝麻 30 克，核桃仁 60 克。

【制法】 将黑芝麻、核桃仁放入砂锅中，加水煎汤。

【服法】 代茶饮，每日 3 次。

【功效】 润燥滑肠。适用于妊娠合并便秘。

保健粥

◎ 木耳粥

【材料】 水发黑木耳100克，猪肉末50克，白菜心50克，虾米25克，粳米100克，精盐7克，麻油2.5克，味精2克。

【制法】 将黑木耳、白菜心洗净后切细丝，虾米洗净。将炒锅置于火上，倒入麻油烧热后放入白菜心、猪肉末、黑木耳煸炒，然后调入盐和味精，盛入碗中。将粳米淘洗干净放入锅中，加水煮粥，粥成后加入碗中的备料，调和即成。

【服法】 每日1份，早晚餐食用。

【功效】 凉血止血。适用于妊娠合并便秘。大便不实者不宜服用。

◎ 海参鸡肉粥

【材料】 鸡肉100克，海参30克，粳米100克，精盐适量。

【制法】 将海参用温水泡发透，剖开挖去内脏，洗净后切成小片。将粳米用清水淘洗干净。将鸡肉切成片，与粳米一同放入锅中，加水1000克，用大火烧开后转用小火熬煮成稀粥，加少许盐调味。

【服法】 每日1份，早晚餐食用。

【功效】 温补脾肾，益气养血。适用于妊娠合并便秘。

◎ 无花果粥

【材料】 无花果30克，粳米50克，蜂蜜适量。

【制法】 将粳米洗净后放入锅中，加水适量煮粥，待粥沸后放入无花果即成。喝粥时调入蜂蜜。

【服法】 每日1份，早晚餐食用。

【功效】 润燥滑肠，清热解毒。适用于妊娠合并便秘。

◎ 苏麻粥

【材料】 紫苏子、大麻子仁各9克，粳米50～100克。

【制法】 将粳米淘洗干净后，与紫苏子、大麻子仁一同加水煎熬，煮至粥熟。

【服法】 每日 1 份，早晚餐食用。

【功效】 润燥滑肠。适用于妊娠合并便秘。

◎ 黑芝麻粥

【材料】 黑芝麻 30 克，粳米 100 克。

【制法】 将黑芝麻淘洗干净，晾干炒熟后研碎，与粳米一同煮成粥即成。

【服法】 每日 1 份，早晚餐食用。

【功效】 润燥滑肠，清热解毒。适用于妊娠合并便秘。

保健汤

◎ 笋蓉豌豆羹

【材料】 冬笋 100 克，豌豆苗 100 克，鲜汤 300 克，牛奶 50 克，生姜汁、湿淀粉、麻油、精盐、味精、黄酒、胡椒粉、白糖各适量。

【制法】 将冬笋洗净后切成大片，入沸水中烫熟捞出，控水后剁成蓉放入碗中。将豌豆苗洗净后放入沸水中略烫，捞出后放冷水中过凉，捞出控水后剁成末，放入盛冬笋的碗中，然后加入精盐、生姜汁、白糖、味精、胡椒粉拌匀。将炒锅置于大火上，加入牛奶、鲜汤，烧沸后加入拌好的笋蓉，炒至熟后用湿淀粉勾稀芡，起锅盛入汤碗中，淋上麻油即成。

【服法】 佐餐食用。

【功效】 和中益气，健脾利尿，润肠通便。适用于妊娠合并便秘。

◎ 香菇萝卜汤

【材料】 水发香菇 25 克，白萝卜 500 克，豌豆苗 25 克，黄酒、精盐、味精、黄豆芽汤各适量。

【制法】 将白萝卜洗净、去皮、切丝，下入沸水中焯至八成熟，捞出后放在大碗内。将水发香菇去杂质、洗净、切丝。将豌豆苗择洗干净，下入沸水锅焯透捞出。将锅中加入黄豆芽汤、黄酒、精盐、味精，烧沸后去浮沫，下入白萝卜丝略烫一下，捞出后放入大汤碗中，将香菇丝烫一下也放入碗中，汤继续烧沸后撒上豌豆苗，起锅浇在汤碗内，淋上麻油即成。

【服法】 佐餐食用。

【功效】 益气通便。适用于妊娠合并便秘。

◎ 海参猪肠木耳汤

【材料】 猪大肠 200 克，海参 50 克，黑木耳 20 克，葱花、生姜末、黄酒、味精、精盐各适量。

【制法】 将海参水发洗净。将猪大肠内壁用盐擦，以去除污浊之物，切成段备用。将黑木耳用清水泡发、洗净。再将海参、猪大肠、黑木耳一同入锅中，加适量的清水和精盐、葱花、生姜末、黄酒，用大火烧沸后改用小火慢炖至熟烂，加味精调味即成。

【服法】 佐餐食用。

【功效】 滋阴清热，润肠通便。适用于妊娠合并便秘。

◎ 甜橙莲子羹

【材料】 甜橙 300 克，莲子（发好）150 克，白糖、湿淀粉各适量。

【制法】 将甜橙洗净、去皮去筋，切成丁。将莲子装入碗内，上笼蒸熟后取出。将炒锅置于火上，加入清水、白糖煮沸后撇去浮沫，用湿淀粉勾芡，放入莲子、甜橙，搅拌均匀后起锅装入汤盘即成。

【服法】 佐餐食用。

【功效】 开胃健脾，润肠通便。适用于妊娠合并便秘。

◎ 百合冬瓜鸡蛋汤

【材料】 百合 20 克，冬瓜 100 克，油、盐各适量，鸡蛋清 1 个。

【制法】 将百合、冬瓜及鸡蛋清加油煮汤用盐调味。

【服法】 随意服食。

【功效】 清热解毒，利水消痰，清心安神。适用于妊娠合并便秘。

保健菜肴

◎ 花生豆腐饼

【材料】 猪瘦肉 150 克，盐炒花生仁 100 克，豆腐 500 克，鸡蛋清 4 个，植物油 500 克（实耗约 50 克），干淀粉、胡椒粉、麻油、面粉、精盐、味精、猪油各适量。

【制法】 将盐炒花生仁去皮，剁成如绿豆大小的颗粒。将猪肉冲洗干净，用刀背捶成蓉待用。把豆腐放入开水锅内略煮后捞出，用纱布包好，挤滤成细泥后放入盆内，加入猪肉蓉，并充分搅拌均匀，再加入鸡蛋清、猪油、干淀粉、面粉、精盐、胡椒粉、味精，然后用力搅拌成豆腐蓉，随后挤成如核桃仁大小的丸子，放入装花生颗粒的盘内，使其粘满花生粒待用。将平底锅置于火上，放油烧热后放入豆腐花生胚，按成扁圆形，煎至熟透后铲出。将炒锅置于火上，放油烧热后投入煎过的花生豆腐饼，炸至两面呈金黄色、花生酥脆香时捞出沥油，最后装入盘内淋入麻油即成。

【服法】 佐餐食用。

【功效】 润肺止咳，润肠通便，补益气血。适用于妊娠合并便秘。

◎ 核桃仁炒丝瓜

【材料】 核桃仁 100 克，嫩丝瓜 200 克，植物油 500 克（实耗约 50 克），生姜末、黄酒、湿淀粉、精盐、味精、鸡油、鸡汤各适量。

【制法】 将丝瓜洗净去皮，切成长段。将核桃仁放入沸水中浸泡后捞出，剥去皮衣。将炒锅置于火上，放油烧热后投入丝瓜、核桃仁，待滑透后用漏勺捞出，沥去油。将炒锅置于火上，放油烧热后下生姜末炝锅，然后放入丝瓜和核桃仁煸炒，加精盐、黄酒、鸡汤、味精炒匀后再用湿淀粉勾芡，最后淋上鸡油出锅装盘即成。

【服法】 佐餐食用。

【功效】 清热利肠，补肾强腰。适用于妊娠合并便秘。

◎ 芝麻拌菠菜

【材料】 菠菜 500 克，黑芝麻 20 克，麻油 2 克，醋 10 克，酱油 5 克，精盐、味精、蒜蓉各适量。

【制法】 将菠菜择洗干净，切成 5 厘米长的段，放入沸水中略烫后捞出，并放入凉水中过凉，捞出后挤干水分。将黑芝麻淘洗干净，沥干水分。将炒锅置于小火上，放入芝麻炒至松酥脆香时取出。将菠菜放入盘中，加入精盐、味精、醋、酱油、麻油、蒜蓉拌匀，上桌前再撒上炒香的芝麻拌匀即成。

【服法】 佐餐食用。

【功效】 润肠通便，滋补肝肾。适用于妊娠合并便秘。

◎ 素烧芹菜

【材料】 芹菜 250 克，水发玉兰片 25 克，麻油 40 克，黄酒 10 克，精盐 3 克，味精 2.5 克，花椒 10 粒。

【制法】 将芹菜去根、叶、老茎，粗的劈开，切成段。将玉兰片切成 3 厘米长的细丝。将炒锅烧热，先炸花椒，然后下入芹菜、玉兰片，翻炒几下后烹入黄酒，放味精、精盐炒熟出锅即成。

【服法】 佐餐食用。

【功效】 润肺止咳，消肿解毒，润肠通便。适用于妊娠合并便秘。

◎ 蜂蜜麻油

【材料】 蜂蜜 250 克，麻油 100 克。

【制法】 将蜂蜜放入碗中，用竹筷不停地搅拌使其起泡，搅至蜂蜜泡浓密时，边搅边将麻油缓缓地渗入蜂蜜中，并用小火加温，搅至麻油和蜂蜜完全混合即成。

【服法】 日服 2 次，每次服 10 克。

【功效】 润燥滑肠，清热解毒。适用于妊娠合并便秘。

敷贴法

◎ **法一**

【组方】 连须葱白 50 克，胡椒 50 粒。

【用法】 将葱白和胡椒一起捣烂，制成饼状，放入锅内焙热后敷于脐部。

【功效】 适用于妊娠合并便秘。

◎ **法二**

【组方】 连须葱白 50 克，生姜 30 克，精盐 15 克，淡豆豉 6 克。

【用法】 将上述材料一同捣烂，制成饼状，放在火上烘热后贴敷于脐上，然后用绷带固定，冷后再烘热贴敷。一般 12 ～ 24 小时即可见效。

【功效】 适用于妊娠合并便秘。

◎ **法三**

【组方】 当归 30 克，大黄 15 克，芒硝 10 克，甘草 10 克。

【用法】 将上述材料碾为细末，加水适量熬成浓稠膏状，然后取适量摊在布上敷于患者脐上，外用纱布覆盖并以胶布固定。

【功效】 适用于妊娠合并便秘。

◎ **法四**

【组方】 枳实 30 克，麸皮 250 克，食盐 30 克。

【用法】 将上述材料混合后一起放入砂锅内炒热，趁着热度用布包裹后反复在患者脐上敷熨，冷后再炒热敷熨。每日敷贴 1 次，直到便通为止。

【功效】 适用于妊娠合并便秘。

◎ **法五**

【组方】 生地黄、麦冬、火麻仁各 15 克，桃仁 10 克，白芍 10 克，当归 10 克，川芎 6 克，甘草 6 克，蜂蜜、韭汁各适量。

【用法】 将上述材料共同碾为细末，加蜂蜜、韭汁调成膏状，敷在患者脐上，外用纱布覆盖并以胶布固定，每日敷贴1次。

【功效】 适用于妊娠合并便秘。

♥ 爱心小贴士

妊娠合并便秘的注意事项

（1）合理选择食物

妊娠期间，应选择粗粮、蔬菜、水果等含纤维多的食物；选择坚果、植物种子、鱼等含脂肪酸较多的食物；选择香蕉、蜂蜜、麦芽糖等能促进肠蠕动的食物；选择牛奶、酸奶、柑橘、苹果等含有机酸多的食物；选择动物的肝脏、蛋黄、大豆、芹菜、莴笋、紫菜、花生等含维生素比较丰富的食物；选择鲜牛奶、自制果汁等含水分多的食物。

（2）三餐饮食正常

妊娠期间，一定要按时吃饭，特别是早餐不可免。饮食要合理搭配，多吃有营养的东西，尽量少吃辛辣有刺激性的食品，避免饮用碳酸饮料。

（3）多补充水分

孕妇在妊娠期间一定要保证饮水量，每日至少喝1000毫升水。水分不足，形成的粪便太少，无法刺激直肠产生收缩，也就无法产生便意，导致便秘症状加重。

（4）定时排便，切忌忍便不排

妊娠期间，要养成规律性的排便习惯，每日按时排便，切忌忍着不排便。粪便在体内积存过久，会造成排便不易，还会影响食欲。有便秘问题的孕妇每天应多喝凉开水或者牛奶以刺激大肠的蠕动，最好是在清晨起床后空腹饮用。

（5）合理安排活动与休息

妊娠期间，作息时间要尽量规律，并进行适当的运动。多活动可增强胃肠蠕动，而充足的睡眠可以帮助减轻便秘症状。

（6）保持身心愉快

妊娠期间，要合理安排工作与生活，保证充足的休息和睡眠，保持良好的心态和积极向上的态度，可以适当地听听音乐、读读书以调节心情。

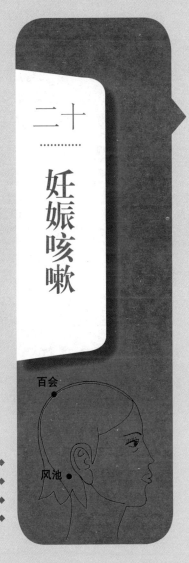

二十

妊娠咳嗽

病因

症状

预防

调养

妊娠期间出现干咳不止，甚则五心烦热、胎动不安的病症，称为妊娠咳嗽，又称"子嗽"。若久咳不愈，则称"抱儿痨"。

孕妇要注意妊娠期间的生活调理，要合理饮食、适当运动、保证充足的休息和睡眠，以增强抵抗力，预防感冒的发生。

病　因

妊娠咳嗽与空气污染有很大的关系。妊娠期间，孕妇对周围环境异常敏感，抵抗力也相对较弱，若在被污染的环境里长时间停留，很容易引起呼吸道感染、支气管炎等疾病，从而引起咳嗽。

另外，妊娠期间孕妇的体质较弱，不论冷暖交替、气温不稳，或是受风淋，都可能患上感冒，引起咳嗽。

症　状

妊娠咳嗽在中医上可分为以下几种类型：

（1）痰火犯肺型

此类型妊娠咳嗽可见咯痰不爽、痰黏黄稠、面红口干，苔黄腻，舌质偏红，脉滑数。

（2）阴虚肺燥型

此类型妊娠咳嗽可见干咳少痰或痰中夹血丝、咽干口燥、手足心热、大便干结，苔薄舌红，脉细滑数。

（3）脾虚湿盛型

此类型妊娠咳嗽可见久咳不已、痰多色白稠黏、胸脘痞闷、神疲纳呆，舌苔白腻，脉濡滑。

预　防

（1）因咳嗽发生于妊娠期间，应注意胎孕情况，治疗时必须止嗽与安胎并举。遇腰酸胎动不安者，须加补肾固腰安胎之品，如川续断、杜仲、菟丝子、南瓜蒂等。而对过于降气、豁痰、滑利等碍胎药物必须慎用。

（2）为避免妊娠期间阴虚、痰火及胎火上扰，饮食宜清淡、凉润，忌服辛燥酸辣之品，以免耗伤肺阴。

调　养

中药方剂

◎ 清金降火汤加减

【材料】　桑叶 12 克，炙枇杷叶（包煎）12 克，全瓜蒌 12 克，黄芩 9 克，杏仁 9 克，川贝母 9 克，橘红 9 克，桔梗 6 克。腰酸者加川续断 12 克，杜仲 12 克，菟丝子 10 克。

【制法】　将上述材料加清水早晚各煎煮 1 次，去渣取汁。

【服法】　每日 1 份。早晚各 1 次，温热口服。

【功效】　止咳安胎。适用于痰火犯肺型妊娠咳嗽。

◎ 百合固金汤加减

【材料】　生地黄 12 克，熟地黄 12 克，桑叶 12 克，天冬、麦冬各 10 克，川贝母 9 克，百合 9 克，白芍 9 克，党参 9 克，北沙参 9 克，玄参 9 克，紫苏梗 9 克，生甘草 6 克。痰中带血者加山栀 10 克，黄芩 10 克，白茅根 15 克。胎动不安者加苎麻根 9 克，南瓜蒂 2 枚。

【制法】　将上述材料加清水早晚各煎煮 1 次，去渣取汁。

【服法】 每日 1 份。早晚各 1 次，温热口服。

【功效】 养阴润肺，止咳安胎。适用于阴虚肺燥型妊娠咳嗽。

药茶

◎ 百合款冬茶

【材料】 百合 50 克，款冬花 10 克，蜂蜜适量。

【制法】 将百合、款冬花洗净，放入锅内，水煎去渣取汁后加入蜂蜜调匀即可。

【服法】 代茶饮，1 日之内服完。

【功效】 养阴润肺，化痰止咳。适用于妊娠咳嗽。痰热犯肺者忌用。

◎ 萝卜茶

【材料】 白萝卜 100 克，茶叶 5 克，精盐适量。

【制法】 将茶叶用沸水泡 5 分钟后去渣取汁。将白萝卜切片煮烂，加精盐少许调味，最后倒入茶汁即可。

【服法】 代茶饮。

【功效】 清热化痰，理气开胃。适用于妊娠咳嗽。

◎ 黄芩白芍茶

【材料】 黄芩 15 克，白芍 10 ～ 15 克，紫苏叶 10 ～ 15 克，甘草 5 克。

【制法】 将上述材料水煎取汁。

【服法】 每日 1 份，代茶饮。

【功效】 清热止咳，缓急降逆。适用于妊娠咳嗽。

◎ 干橘皮茶

【材料】 茶叶、干橘皮各 2 克。

【制法】 将以上 2 味材料用沸水冲泡 10 分钟即可。

【服法】 代茶饮。

【功效】止咳化痰，理气和胃。适用于妊娠咳嗽。

药粥

◎ 玉竹粥

【材料】干玉竹 15 ~ 20 克，粳米 100 克，冰糖适量。

【制法】将干玉竹中加 60 毫升水，煎汤去渣取汁。在玉竹汁中加入粳米，再加适量水共煮为稀粥，粥成后放入冰糖。

【服法】每日 2 次，5 ~ 7 日为 1 个调养周期。

【功效】滋阴润肺，止咳安胎。适用于妊娠咳嗽。

◎ 竹沥粳米粥

【材料】竹沥 30 克，粳米 100 克。

【制法】将粳米加水熬煮成粥，临熟时加竹沥搅匀。

【服法】空腹食用。

【功效】清热化痰。适用于妊娠咳嗽。

◎ 猪肺粥

【材料】猪肺 500 克，薏苡仁 50 克，粳米 100 克，葱、生姜、黄酒、精盐、味精各适量。

【制法】将猪肺洗净放入锅中，加适量水及黄酒，煮至七成熟时捞出、切成肺丁。用清水将粳米、薏苡仁洗净，备用。将肺丁、粳米、薏苡仁一起放入锅内，加入葱、生姜、精盐、味精、黄酒，将锅置于大火上烧沸，然后改小火煨炖至米熟烂。

【服法】每日 1 份，早晚餐食用。

【功效】补脾肺，止咳。适用于妊娠咳嗽。

◎ 白萝卜粥

【材料】白萝卜 1 个，粳米 50 克，红糖适量。

【制法】 将萝卜洗净、切片，加水先煮 30 分钟，之后加入淘洗干净的粳米，用大火烧开后再转用小火熬煮成稀粥，最后调入红糖即成。

【服法】 每日 1 份，早晚餐食用。

【功效】 开膈顺气，健胃利肠。适用于妊娠咳嗽。

◎ 贝母粥

【材料】 贝母粉 10 克，粳米 50 克，冰糖适量。

【制法】 用粳米、冰糖共煮粥，待米开汤未稠时调入贝母粉，改小火稍煮片刻（再煮二三沸），至粥稠即成。

【服法】 每日 1 份，早晚餐食用。

【功效】 化痰止咳，清热散结。适用于妊娠咳嗽。

◎ 蔗浆粥

【材料】 甘蔗 500 ~ 1000 克，粳米 50 克，饴糖 20 克。

【制法】 将甘蔗捣汁备用。将粳米煮作稠粥，然后加入甘蔗汁饴糖搅匀即成。

【服法】 每日 1 份，早晚餐食用。

【功效】 清热润燥，止渴生津。适用于妊娠咳嗽。

药汤

◎ 海蜇荸荠汤

【材料】 鲜荸荠 50 克，海蜇 30 克。

【制法】 将海蜇和荸荠一同放入锅中，煎煮成汤。

【服法】 随意服食。

【功效】 滋阴润肺。适用于妊娠咳嗽。

◎ 川贝猪肺汤

【材料】 猪肺 250 克，川贝母 10 克，冰糖适量。

【制法】 将猪肺、川贝母洗净后放入锅中，加少许冰糖，以小火熬煮3小时。

【服法】 饮汤吃猪肺。

【功效】 养肺滋阴。适用于阴虚肺燥型妊娠咳嗽。外感风热者忌用。

◎ 罗汉果柿饼汤

【材料】 罗汉果10克，柿饼3块，枇杷叶（鲜）60克，冰糖适量。

【制法】 把鲜枇杷叶背面的绒毛刷掉，洗净，切细。将其余用料洗净，备用。将枇杷叶、罗汉果、柿饼放入锅内，加清水适量后以小火煮2小时，出锅时去枇杷叶，加入冰糖溶化即可。

【服法】 饮汤吃柿饼，随意服食。

【功效】 清肺化痰，止咳安胎。适用于痰火犯肺型妊娠咳嗽。痰湿犯肺者忌用。

◎ 银耳鸽蛋汤

【材料】 水发银耳100克，鸽蛋50克，香菜、鲜汤、麻油、精盐、味精各适量。

【制法】 将银耳清洗干净、撕成小块，入沸水锅中焯透。锅内放入鲜汤，烧开调好口味后投入银耳，淋入鸽蛋液，加入味精、麻油，撒入香菜装碗即成。

【服法】 佐餐食用。

【功效】 滋阴润肺，补肝益肾，助阴纳气。适用于妊娠咳嗽。

◎ 芦根桔梗猪肉汤

【材料】 猪瘦肉100克，鲜芦根60克，甜桔梗20克，竹茹10克。

【制法】 将猪瘦肉切块、洗净。将其余用料洗净备用。将全部用料放入锅内，加清水适量，以小火煮2小时后加精盐调味。

【服法】 佐餐食用，1日之内服完。

【功效】 清肺化痰，止咳安胎。适用于痰火犯肺型妊娠咳嗽。痰湿犯肺者忌用。

保健菜肴

◎ 香油鸡蛋

【材料】鸡蛋 1 个，香油 50 克，川贝母末 6 克。

【制法】以香油炸鸡蛋，不可加盐。

【服法】每日早晚各食 1 个，同服川贝母末（早晚各 3 克），连服 3 ~ 5 日。

【功效】润肺化痰，止咳安胎。适用于阴虚肺燥型妊娠咳嗽。咯痰色黄、质稠者不宜用。

◎ 川贝冰糖梨

【材料】川贝母粉 3 克，冰糖 6 克，梨 1 个。

【制法】将川贝母和冰糖置入去心梨中，以小火炖熟。

【服法】佐餐食用。

【功效】化痰止咳。适用于妊娠咳嗽。

◎ 大枣炖羊肉

【材料】鲜羊肉、大枣各 125 克，葱段、生姜片、麻油、黄酒、精盐各适量。

【制法】将羊肉洗净、切成小块放在砂锅中，加入黄酒、葱段、生姜片和清水适量，用旺火烧开后加入红枣、精盐，改用小火慢炖，至羊肉、红枣熟烂后去葱、生姜，淋上麻油即成。

【服法】佐餐食用。

【功效】补虚止咳。适用于妊娠咳嗽。

◎ 冰糖豆腐皮

【材料】豆腐皮、冰糖各适量。

【制法】 将以上2味材料放入锅中，加适量水后以大火煮沸，再改用小火炖熟即成。

【服法】 佐餐随意服食。

【功效】 清热化痰，润肺止咳。适用于妊娠咳嗽。

◎ 冰糖银耳

【材料】 银耳30克，冰糖60克。

【制法】 将以上2味材料放入锅中，以小火炖熟。

【服法】 佐餐食用。

【功效】 化痰止咳。适用于妊娠咳嗽。

敷贴法

◎ 敷贴

【组方】 鱼腥草15克，青黛10克，蛤壳10克，葱白3根，冰片0.3克。

【用法】 先将前3味材料共碾成末，然后加冰片、葱白共捣烂如糊状。以75%酒精消毒脐部，然后取上糊涂于脐上，盖上纱布并加胶布固定。每日更换1次，10次为1个调养周期。

【功效】 适用于妊娠咳嗽。

按摩法

◎ 按摩

【取穴】 膻中、云门穴。

【取法】 膻中：仰卧，前正中线上，两乳头连线的中点处为本穴；云门：正坐，双手叉腰，锁骨外端下缘出现三角凹窝，凹窝正中为本穴。

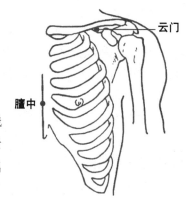

【方法】 患者取仰卧位，医者单掌摩其膻中穴，并施以擦法，而后以两掌协同大幅度摩抹胸胁，并点按两侧云门。

【功效】 适用于妊娠咳嗽。

♥ 爱心小贴士

缓解妊娠咳嗽的小方法

妊娠期间的一些常见病症若是症状不重，一般都不主张使用药物治疗，以免影响到胎儿的生长发育。妊娠咳嗽症状轻者，无须进行药物治疗；症状严重者，也不可私自用药，一定要遵从医嘱。

使用部分药物时一定要慎重，如已知或怀疑有导致胎儿畸形作用的激素、抗凝血药、抗肿瘤药、抗惊厥药、抗生素等要禁止使用。

若是咳嗽并不严重的话，可采用一些小方法缓解症状，以避免用药。

（1）若为轻微咳嗽，则应多喝凉开水，以缓解咳嗽症状。

（2）可用梨、冰糖、红枣煮水喝。将梨切成丁，与红枣先煮，而后加冰糖同煮。每天喝几杯，有助于缓解咳嗽症状。

（3）适当饮用一些淡盐水，对缓解支气管炎、咽喉炎及呼吸道感染引起的咳嗽有很好的效果。

二十一
....

妊娠失音

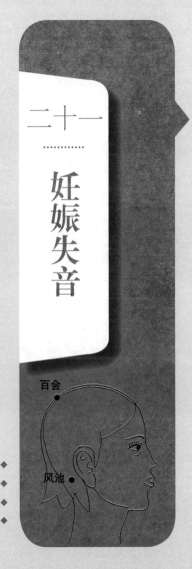

百会

风池

病因
症状
预防
调养

孕妇在妊娠期间突然出现声音沙哑，甚至不能出声音的病症，称为妊娠失音，或叫妊娠音哑，相当于中医学中的"子喑"。本症一般无须治疗，分娩后可自愈。

病　因

妊娠失音主要与肺、肾密切相关，肾阴不足，孕后阴血养胎，则肾阴益虚，不能上荣舌体，而致失音。

本症可分虚证与实证，一般以虚证多见。

（1）气虚型

素体气阴不足，肾精内亏，肺虚气弱，复因妊娠胎体渐长，阴血养胎，阴津益虚，肾精不能上承，则金实不鸣。

（2）气实型

胎气偏盛，阻遏肾脉，津液不能上至舌本，则音哑不扬。

症　状

妊娠失音的临床表现常为妊娠八九月，声音嘶哑，伴有头晕耳鸣、掌心灼热、颧红、心悸、心烦、咽喉干燥等阴虚症状。

如果是在即将分娩时突然失音，而无其他症状者，为胞脉受阻，肾脉不通，肾阴不能上承，一般无须治疗，分娩后可自愈。

预 防

妊娠期间，要保持愉悦的心情，尽量避免遭受精神刺激，饮食要以清淡为主，保证足够的休息和睡眠，并适当地进行运动。

调 养

中药方剂

◎ 竹叶麦门冬汤合六味地黄汤加减

【材料】竹叶9克，竹茹9克，麦冬9克，北沙参9克，生、熟地黄各9克，山茱萸9克，山药9克，丹皮9克，泽泻9克，茯苓9克，杏仁9克，桔梗6克。肺夹痰火，兼有咳嗽、咽痛、咳吐黄痰者去泽泻、山茱萸，加芦根15克，瓜蒌仁12克，象贝母12克。

【制法】将上述材料加清水早晚各煎煮1次，去渣取汁。

【服法】每日1份。早晚各1次，温热口服。

【功效】益气补肾，养肺开音。适用于气虚型妊娠失音。

◎ 开音利咽汤

【材料】杏仁9克，石菖蒲9克，枳实9克，紫苏子9克，紫苏梗9克，川贝母9克，胖大海5克，生甘草5克，桔梗3克。

【制法】将上述材料加清水早晚各煎煮1次，去渣取汁。

【服法】每日1份。早晚各1次，温热口服。

【功效】顺气开音，化痰利咽。适用于气实型妊娠失音。

药茶

◎ 芪枣茶

【材料】黄芪30克，大枣5枚。

【制法】 将上述 2 味材料加水煎煮取汁。

【服法】 每日 1 份，代茶饮。

【功效】 益气养肺开音。适用于气虚型妊娠失音。

◎ 凤凰衣茶

【材料】 凤凰衣 3 克。

【制法】 将凤凰衣用沸水冲泡。

【服法】 每日 2 份，代茶饮。

【功效】 养阴润肺开音。适用于妊娠失音。

◎ 大海瓜子茶

【材料】 胖大海 3 枚，生冬瓜子 10 克。

【制法】 以上 2 味材料加水煎汤，去渣取汁。

【服法】 代茶饮。

【功效】 清热润肺，利咽解毒。适用于妊娠失音。

◎ 利咽茶

【材料】 麦冬 12 克，桔梗 12 克，沙参 12 克，玄参 12 克，胖大海 10 克，甘草 3 克，木蝴蝶 3 克。

【制法】 以上 7 味材料加沸水冲泡。

【服法】 每日 1 份，代茶频饮。

【功效】 滋阴清热，润肺利咽。适用于妊娠失音。

◎ 橄竹乌梅茶

【材料】 咸橄榄 5 个，竹叶 5 克，乌梅 2 个，绿茶 5 克，白糖 10 克。

【制法】 以上 5 味材料加水煎汁。

【服法】 每日 2 份，代茶温饮。

【功效】 清肺润喉。适用于妊娠失音。

保健粥

◎ 甘蔗粥

【材料】 新鲜甘蔗 250 克，粳米 50 克。

【制法】 将甘蔗洗净、截成小段、劈为两半，与淘洗干净的粳米一同入锅，加水 500 克后先用大火烧开，再转用小火熬煮成稀粥。

【服法】 日服 2 次，经常食用。

【功效】 清热生津，润肺和胃，除烦止渴。适用于妊娠失音。

◎ 苦瓜粥

【材料】 苦瓜 100 克，冰糖 50 克，精盐 3 克，粳米 100 克。

【制法】 将苦瓜去瓤、切成小丁，与淘洗干净的粳米一同入锅，加水适量后用大火烧开，然后放入苦瓜丁、然后冰糖、精盐，转小火熬煮成稀粥。

【服法】 每日 1 份，分数次食用。

【功效】 清心明目，解毒利咽。适用于妊娠失音。

◎ 咸鸭蛋蚝豉粥

【材料】 蚝豉 100 克，咸鸭蛋 2 个，粳米 150 克。

【制法】 将咸鸭蛋去壳，与淘洗干净的粳米、蚝豉一同入锅，加水 1500 克后先用大火烧开，再转用小火熬煮成稀粥。

【服法】 每日 1 份，分数次食用。

【功效】 滋阴养血，降火宁心。适用于妊娠失音。

◎ 干冬菜煮粥

【材料】 干冬菜 30 ～ 50 克，粳米 50 克。

【制法】 以上 2 味材料洗净后一同入锅，加水 500 克后先用大火烧开，再转用小火熬煮成稀粥。

【服法】 每日 1 份，分数次食用。

【功效】养阴，健胃，化痰，下气。适用于妊娠失音。

◎ 橄榄粥

【材料】橄榄 10 枚，粳米 50 克。

【制法】将橄榄加水先煮，待水开后取出橄榄，再加入淘洗干净的粳米同煮成粥。

【服法】每日 1 份，温热食用。

【功效】清热解毒，生津止渴，清肺利咽。适用于妊娠失音。

药汤

◎ 玉竹橄榄猪肺汤

【材料】猪肉 150 克，猪肺 1 个，玉竹 12 克，鲜橄榄 10 个，生姜 3 片，精盐、味精各适量。

【制法】将猪肺喉部套在水管上，以水灌之，待猪肺涨满水后放入盆内，用手把肺内之水挤压出，再以水灌满猪肺并压出，以此方法反复几次，直至洗至猪肺呈白色。将猪肺切片后放入滚水锅内煮 10 分钟，然后捞起、洗净。将猪瘦肉放入滚水锅里煮 5 分钟捞起、洗净。把玉竹用温水泡开，并用清水洗净。将鲜橄榄洗净。将适量水放入煲内煲沸后直接放入猪瘦肉、猪肺、鲜橄榄、玉竹、生姜片等原料，用大火煮沸后改为小火煲 4 小时，加入精盐和味精调味即成。

【服法】吃猪肺、猪肉，喝汤。

【功效】养阴润肺，利咽开音。适用于妊娠失音。

◎ 橄榄萝卜汤

【材料】鲜橄榄 5 个，萝卜 250 克，精盐适量。

【制法】将橄榄洗净。将萝卜洗净、切块。将砂锅置于火上，放入清水、橄榄、萝卜，用大火煮沸后改用小火煮至汤浓，加入精盐调味即成。

【服法】 吃萝卜，喝汤。

【功效】 清热解毒，利咽开音。适用于妊娠失音。

◎ 雪梨罗汉果汤

【材料】 雪梨1个，罗汉果1/2个。

【制法】 将雪梨洗净、切碎块，与洗净的罗汉果一同入锅，加水适量后煎沸30分钟即成。

【服法】 随时饮用。

【功效】 滋阴润喉。适用于妊娠失音。

保健菜肴

◎ 当归黄瓜肉丝

【材料】 当归5克，嫩黄瓜750克，猪瘦肉100克，生姜丝10克，白糖50克，精盐2克，食醋30克，植物油50克。

【制法】 将黄瓜洗净、削去两头，切成3厘米长的段，然后用滚刀法片成大片，再切成粗丝。将当归洗净、切成片，备用。将猪瘦肉洗净后用开水煮熟，捞出晾凉、切成丝。把肉丝、黄瓜丝放入盘内，加上精盐、白糖、生姜丝、食醋拌匀。将炒锅置于火上，放油烧至八成热时离火，放入当归片，待浸出香味后去当归片，将油倒入盘中拌匀即成。

【服法】 佐餐食用。

【功效】 滋阴润燥，清咽开音。适用于妊娠失音。

◎ 沙参炖母鸡

【材料】 沙参50克，母鸡1只（约重1500克），葱段10克，生姜片10克，黄酒12克，大茴香2粒，桂皮5克，精盐5克，味精2克，花椒油20克。

【制法】 将沙参去杂、洗净。将鸡宰杀、去毛杂，洗净后入沸水锅中焯一下，捞出后用清水洗去血污。将锅置于火上，加适量的水后放入鸡煮沸，撇去浮沫，加入沙参、黄酒、精盐、味精、大茴香、桂皮、花椒油、葱段、生姜片，改为小火炖至鸡肉熟烂，出锅即成。

【服法】 佐餐食用。

【功效】 养阴清肺，清咽开音。适用于妊娠失音。

◎ 橄榄炖肉

【材料】 猪瘦肉150克，橄榄肉10个，鲜藕150克，酱油、白糖、植物油各适量。

【制法】 将猪肉洗净，切成块。将鲜藕用清水洗净，切成块。将炒锅置于火上，放油烧热后下猪肉炖炒，再加入适量清水、橄榄、藕、酱油、白糖，用小火炖熟即成。

【服法】 佐餐食用。

【功效】 滋补润肺，开音。适用于妊娠失音。

推拿法

◎ 揉压阳明清热法

【取穴】 手三里、曲池穴。

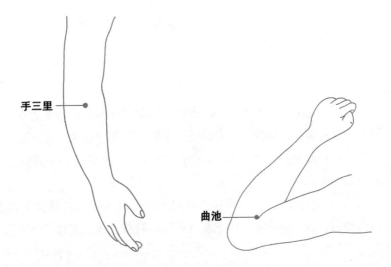

手三里

曲池

【取法】 手三里：曲肘取穴，肘端（肱骨外上髁）下 3 寸处为本穴；曲池：屈肘成直角，肘横纹桡侧尽头凹陷处为本穴。

【方法】 用单拇指分别揉压手阳明大肠经前臂段，并轻取手三里、曲池穴。

【功效】 适用于妊娠失音。

◎ 揉搓涌泉滋肾法

【取穴】 涌泉穴。

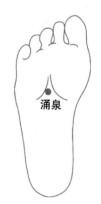

【取法】 仰卧或俯卧，五趾跖屈，屈足掌，足底掌心前面正中的凹陷处为本穴。

【方法】 患者俯卧，医者用单拇指腹分别揉、压、搓两侧涌泉穴各 1 分钟。

【功效】 适用于妊娠失音。

◎ 敲击内踝益阴法

【取穴】 太溪、大钟、照海穴。

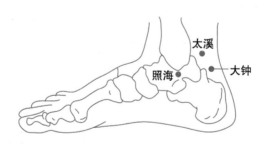

【取法】 太溪：正坐或仰卧，内踝尖与跟腱之间的凹陷处为本穴；大钟：正坐或仰卧，内踝后下方，跟骨上缘，跟腱附着部的内侧前方凹陷处为本穴；照海：正坐或仰卧，两足掌心对合，内踝尖直下到内踝边缘凹陷处为本穴。

【方法】 患者仰卧，下肢屈膝外展，医者以多指快速轻揉内踝下跟骨内侧面；食指、中指、无名指 3 指同时轻按太溪、大钟、照海穴 3

次，也可按和揉交替进行；改用双手侧支敲击以上部位，用力宜轻，时间宜长。

【功效】 适用于妊娠失音。

♥ 爱心小贴士

妊娠失音的注意事项

妊娠失音多发于妊娠后期，其主要是由肺肾气阴不足所致。在本病的诊断过程中，应注意与外感失音相鉴别。

本病的特点为突然起病、音嘶不扬，或音细嘶哑，无外感表证。

若是外感所致，须及时祛邪外出。若为本病，应适当给予补养肺肾、益气开音之剂，不须妄投医药。本症与妊娠相关，足月分娩后可自愈，无须特殊治疗。

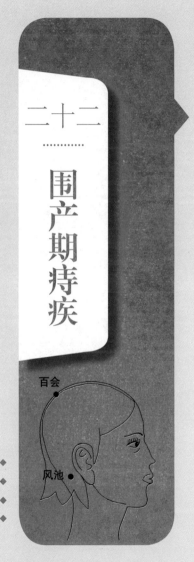

二十二

围产期痔疾

百会

风池

病因
症状
预防
调养

妇女在围产期间发生的痔疮疾患，称为围产期痔疾。围产期是妇女痔疮疾患的常发期与加重期。孕妇大便时出血、血色鲜红或伴有块物脱出，或感觉肛门坠胀、瘙痒，或大便秘结，或小便困难，严重者可出现局部肿痛、面色苍白、倦怠乏力。

妊娠期间，孕妇要注意饮食，多吃瓜果蔬菜，忌食刺激性食物，养成按时排便的习惯，保持大便通畅，以预防围产期痔疾的发生。

病 因

妊娠后期静脉内压力升高，血管弹性降低，同时又因增大的子宫压迫盆腔血管，使得腿部、外阴部及直肠等处的静脉血不能通畅返回心脏，这就使得直肠下段以及肛门周围的静脉充血膨大而形成痔疮。

妊娠期间胃肠道蠕动减慢，出现便秘、排便困难、腹内压力增高的情况，也是引发痔疮的原因之一。

另外，孕妇的饮食习惯等也对痔疾的发生有一定的影响。

症 状

围产期痔疾的发生不但会影响孕妇的身体健康，还会影响胎儿的生长发育，引起胎儿宫内生长迟缓，甚至是早产。围产期痔疾的主要症状包括：

（1）便秘

便秘是围产期痔疾的原因之一，同时也是其症状之一。痔疾的发生会加重便秘。孕妇便秘时，无法及时排出体内的毒素，从而引发痤疮、暗疮、色素沉着等皮肤顽疾，严重者会导致贫血、营养不良。

（2）贫血

痔疾反复发作出血，使得一些患者出现易疲劳、头晕等症状。随着贫血情况的加重，还伴有面色苍白、倦怠乏力、食欲不振、心悸、心率加快，以及体力活动后气促、浮肿等情况。

（3）肥胖

围产期痔疾也会导致患者肥胖。痔疮患者因肛门组织血管肿胀而常有刺痛感、行动不便、经常久坐，使得血液循环受阻、新陈代谢减缓，再加上饮食搭配不健康、不均衡，在导致痔疾的同时，也引起了肥胖。

（4）妇科炎症

围产期痔疾患者容易患上妇科炎症。痔疾不仅引起肛周脓肿，肛周部位的感染还会进一步影响到阴道口，引起其他妇科炎症。

预　防

如果在以下各方面加以注意的话，就能防止围产期痔疾的发生，或减少发作次数、减轻发作时的症状。

（1）少食辛辣食物，多食粗纤维食物

对于喜食辛辣食物的孕妇，痔疾的发病率较不嗜食辛辣食物者要高；而粗纤维食物对保持大便通畅有益。

（2）保持大便通畅，切勿多蹲厕所努责

当孕妇有便秘的情况时，痔疾的发病率较高，久蹲厕所与排便时的努责均可导致肛门与直肠下段充血或肛门部的小血管破裂等，所以大便秘结时一定要及时治疗。同时，要改正久蹲厕所或上厕所看书、读报的不良习惯。

（3）经常清洗肛门，注意肛门部清洁卫生

肛门部不洁既会刺激肛周皮肤，也有利于细菌的生长与繁殖而导致炎症，进而导致痔疾的发生。经常清洗肛门部可保持清洁，同时温热的水或药液也可改善肛门部的血液循环。

（4）经常改变体位，经常进行提肛运动

经常改变体位和进行提肛运动有利于改善肛门部的血液循环，防止血液在肛门部的郁结。

调　养

中药方剂

◎ 八珍汤加减

【材料】 黄芪 15 克，党参 12 克，菟丝子 12 克，茯苓 12 克，地榆 12 克，当归 10 克，白芍 10 克，白术 10 克，熟地黄 10 克，阿胶 10 克（烊化），瓜蒌仁 10 克（打碎），补骨脂 10 克，杜仲 10 克。

【制法】 将上述材料加清水早晚各煎煮 1 次，去渣取汁。

【服法】 每日 1 份。早晚各 1 次，温热口服。

【功效】 补气养血，通便消痔。适用于围产期痔疾。

◎ 润肠消痔汤

【材料】 生地黄 12 克，知母 10 克，地榆 10 克，瓜蒌仁 10 克（打碎），槐角 9 克，赤芍 9 克，泽泻 9 克，黄柏 9 克，防风 4.5 克。

【制法】 将上述材料加清水早晚各煎煮 1 次，去渣取汁。

【服法】 每日 1 份。早晚各 1 次，温热口服。

【功效】 清热利湿，润肠消痔。适用于围产期痔疾。

◎ 四物汤加减

【材料】 生地黄 15 克，何首乌 12 克，当归 9 克，白芍 9 克，杜仲 10 克，桑寄生 10 克，地榆 9 克。

【制法】 将上述材料加清水早晚各煎煮 1 次，去渣取汁。

【服法】 每日 1 份。早晚各 1 次，温热口服。

【功效】 理气和血，润肠消痔。适用于围产期痔疾。

药茶

◎ 木耳芝麻茶

【材料】 黑木耳、黑芝麻各 60 克（各 2 份）。

【制法】 将以上 2 份材料 1 份炒熟、1 份生用。每次取生熟混合物共 15 克，沸水冲泡 15 分钟。

【服法】 代茶频饮，每日 1 ~ 2 份。

【功效】 凉血止血，润肠通便。适用于围产期痔疾。

◎ 二黄槐角茶

【材料】 槐角 15 克，黄芩 12 克，黄柏 10 克。

【制法】 将上述 3 味材料加水煎取汁。

【服法】 每日 1 份，代茶饮。

【功效】 清热利湿，活血祛风，润燥。适用于围产期痔疾。

◎ 鸡冠花地榆茶

【材料】 鸡冠花、地榆各 15 克，仙鹤草 6 克。

【制法】 取上述材料加水煎煮取汁。

【服法】 每日 1 份，代茶饮。

【功效】 活血润燥。适用于围产期痔疾。

保健粥

◎ 空心菜粥

【材料】 空心菜 150 克，猪肉末 50 克，荸荠 50 克，粳米 100 克，猪油 25 克，精盐 7 克，味精 2 克。

【制法】 将空心菜洗净、切碎，荸荠去皮、洗净。另将粳米淘洗干净入锅，加水 1000 克后先用大火烧开，待米粒快开花时，加入空心菜、猪肉末、荸荠、猪油、精盐、味精等，再转用小火熬煮成稀粥。

【服法】 每日 1 份，早晚餐食用。

【功效】 清热解毒，利尿凉血。适用于围产期痔疾。

◎ 菠菜粥

【材料】 新鲜菠菜（连根）150 克，粳米 100 克。

【制法】 将菠菜洗净、用手撕开，先放在开水中稍煮片刻，以除去草酸，随即捞出。再将淘洗干净的粳米入锅，加水 800 克后先用大火烧开，再转用小火煮粥，待粥快熟时加入菠菜和精盐调味，稍煮即成。

【服法】 早晚餐食用。

【功效】 养血止血，敛阴润燥。适用于围产期痔疾。

◎ 银耳大枣粥

【材料】 银耳 10 克，大枣 5 枚，粳米 100 克。

【制法】 将银耳用冷水胀发、洗净。将粳米、大枣淘洗干净，加水煮粥。待粥煮至半熟时加入发好的银耳，同煮至粥烂熟即成。

【服法】 每日 1 份，早晚餐温热食用。

【功效】 滋阴润肺，养胃生津，益气止血，补脑强心。适用于围产期痔疾。

◎ 桑椹粥

【材料】 桑椹 20 ~ 30 克（鲜品 30 ~ 60 克），糯米 100 克，冰糖 25 克。

【制法】 将桑椹浸泡、洗净，与淘洗干净的糯米同煮成粥，待粥将熟时加入冰糖稍煮。

【服法】 空腹食用，每日食 2 次，5 ~ 7 日为 1 个调养周期。

【功效】 清热活血润燥。适用于围产期痔疾。

◎ 柿饼粥

【材料】 柿饼 2 ~ 3 个，粳米 100 克。

【制法】 将柿饼洗净、切碎，与淘洗干净的粳米一同煮成粥。

【服法】 每日 1 份，早晚餐温热食用。

【功效】 涩肠，润肺，止血和胃。适用于围产期痔疾。

药汤

◎ 清蒸鳝鱼汤

【材料】 活鳝鱼 1000 克，玉兰片 40 克，火腿 10 克，香菇 25 克，猪板油 10 克，豌豆苗、葱白、淀粉、黄酒、精盐、味精、高汤各适量。

【制法】 将鳝鱼去头、骨、内脏、洗净，放入沸水锅中氽一下，捞出后用清水漂洗干净，切成段，背面切成十字花刀摆入盘中。将葱白切段，火腿、玉兰片、香菇均切成片，猪板油切成小丁。将上述材料撒在鳝鱼上，加高汤、精盐、黄酒、味精，上笼蒸 15 分钟左右。将原汤滗入锅中，加高汤煮沸勾芡，浇在鳝鱼身上，撒豌豆苗作为点缀。

【服法】 佐餐食用。

【功效】 滋补壮阳，养血通络。适用于围产期痔疾。

◎ 猪肠槐花汤

【材料】 猪瘦肉 250 克，猪大肠 500 克，槐花 25 克，蜜枣 2 个，精盐、酱油各适量。

【制法】 将猪大肠洗净，再将洗净的槐花装入大肠内，两头扎紧。将猪瘦肉洗净、切块，与猪肠和蜜枣一同放入砂锅中，加适量清水后先用大火煮沸，再转用小火炖 2 ～ 3 小时，加精盐调味，最后捞起猪肠、切开、去槐花即成。

【服法】 佐餐食用。

【功效】 益阴润燥，清肠解毒，止痔血。适用于围产期痔疾。

◎ 蚌兰花猪瘦肉汤

【材料】 猪瘦肉 150 克，蚌兰花 30 克，精盐适量。

【制法】 将猪瘦肉、蚌兰花洗净后一同放入锅中，加适量清水后煎汤，待肉熟后加精盐少许。

【服法】 饮汤吃肉。

【功效】 清肺化痰，润燥止咳，凉血止血。适用于围产期痔疾。

◎ 丝瓜猪瘦肉汤

【材料】 猪瘦肉 200 克，丝瓜 250 克，精盐适量。

【制法】 将猪瘦肉洗净、切片，丝瓜洗净、切片，一同入锅加适量清水煨汤，肉熟后加精盐调味。

【服法】 吃肉和瓜，并饮汤。

【功效】 清热利肠，解暑除烦，止咳化痰。适用于围产期痔疾。

保健菜肴

◎ 丝瓜烩豆腐

【材料】 嫩丝瓜 120 克，嫩豆腐 180 克，酱油 18 克，熟猪油 30 克，鲜汤 60 克，湿淀粉 18 克，白糖 6 克，味精 0.3 克，葱花 1 克。

【制法】 将嫩丝瓜刮去外皮、洗净，切成滚刀块；豆腐切成小方块，放在开水锅中煮 4～5 分钟。将炒锅置于火上，加入熟猪油 21 克烧热后倒入丝瓜，炒至丝瓜发软，加入鲜汤、葱花、白糖、酱油翻动几下，烧开后立即倒入豆腐，再煮沸后改用小火焖 2 分钟，最后用大火烧几秒钟，加入味精，并用湿淀粉勾芡，淋上熟猪油 9 克，翻动几下即成。

【服法】 佐餐食用。

【功效】 调中益气，清湿热，凉血热。适用于围产期痔疾。

◎ 凉拌蕨菜

【材料】 鲜嫩蕨菜 300 克，大蒜 10 克，麻油 10 克，香醋 15 克，辣油 5 克，精盐、味精、胡椒粉各适量。

【制法】 将蕨菜去毛茸，摘去未展开的叶苞，用清水浸泡 2 ～ 3 小时，捞起后用清水洗去黏滑液、切成段，用香醋腌片刻。将大蒜去皮、洗净，切成细末，备用。食用前将蕨菜段装盆，加入精盐、味精、胡椒粉、蒜蓉拌匀，淋上辣油、麻油。

【服法】 佐餐食用。

【功效】 清热滑肠。适用于围产期痔疾。

◎ 鸡腿蘑炖豆腐

【材料】 鲜鸡腿蘑 250 克，豆腐 500 克，葱花、精盐、味精、植物油各适量。

【制法】 将鲜鸡腿蘑去杂、洗净、撕成条；豆腐切块后入沸水锅焯一下，捞出。将锅置火上，加油烧热后放入葱花煸香，然后放入豆腐、鸡腿蘑、精盐和水适量，用大火烧沸后改用小火炖至鸡腿蘑入味，最后撒上味精，出锅即成。

【服法】 佐餐食用。

【功效】 健脾益胃，润燥解毒。适用于围产期痔疾。

◎ 木耳炖豆腐

【材料】 水发黑木耳 100 克，豆腐 500 克，生姜丝、葱丝、菜油、精盐、味精各适量。

【制法】 将黑木耳洗净，撕成小片。将豆腐洗净，切成片。将炒锅置于火上，放入菜油烧热后用葱、姜炝锅，然后放入豆腐、黑木耳、精盐、味精和适量水，用大火烧沸后改用小火炖至豆腐入味。

【服法】 佐餐食用，常服有益。

【功效】 益气和中，生津润燥，清热解毒。适用于围产期痔疾。

◎ 马齿苋蒸猪肠

【材料】 猪大肠 1 段（约 16 厘米长），马齿苋 100 克。

【制法】 将马齿苋切碎装入大肠内，两头扎好后蒸熟。

【服法】 每日晚饭前 1 次性吃完，连续服用。

【功效】 清热利湿，活血润燥。适用于围产期痔疾。

敷贴法

◎ 法一

【组方】 滑石（水飞）300 克，龙骨 60 克，硼砂 45 克，川贝母、冰片各 9 克。

【用法】 将上述材料共研成极细末，用适量凡士林调和成膏剂，收贮备用，用时外敷于患处痔疮上。

【功效】 适用于围产期痔疾。

◎ 法二

【组方】 田螺 3 个，地龙 20 克，芙蓉叶 12 克，石菖蒲 3 克，蜂蜜或鸡蛋清适量。

【用法】 将上述材料共研成细末，用蜂蜜或鸡蛋清调拌均匀后外敷于患处。每日敷贴 1 次，3 日为 1 个调养周期。

【功效】 适用于围产期痔疾外痔患者。

药浴法

◎ 法一

【组方】 鲜无花果 10 枚。

【用法】 将鲜无花果加水适量后煎汤，趁热熏洗患处。每日 1 ~ 2 次，每日 1 份。

【功效】 适用于围产期痔疾外痔患者。

◎ 法二

【组方】 当归、生地榆、大黄、黄柏各 30 克，朴硝 60 克。

【用法】 将前 4 味材料煎沸后去渣取液，并加入朴硝。待水温适宜后坐浴熏洗，每晚 1 次。

【功效】 适用于围产期痔疾外痔患者。

◎ 法三

【组方】 韭菜根适量。

【用法】 取韭菜根适量加水煎汤，趁热坐熏，每日 2 次。

【功效】 适用于围产期痔疾外痔患者。

◎ 法四

【组方】 马齿苋 30 克，五倍子 20 克，芒硝 15 克，苍术 12 克，黄柏 10 克。

【用法】 将上述材料加水煎汤后去渣取液，外洗患处。早、中、晚各 1 次，每周 1 份。

【功效】 适用于围产期痔疾外痔患者。

涂抹法

◎ 法一

【组方】 活河蚌 1 只，黄连粉 0.5 克，冰片少许。

【用法】 撬开河蚌，掺入黄连粉、冰片，放入碗内待其流出蚌水，将蚌水涂抹于患处，每日数次。

【功效】 适用于围产期痔疾。

◎ 法二

【组方】 海螵蛸、生麻油各适量。

【用法】 将海螵蛸研成细末，以生麻油调成膏状涂于患处，每日早晚各 1 次。

【功效】 适用于围产期痔疾外痔患者。

◎ **法三**

【组方】皂角、鹅胆汁、白芷末各适量。

【用法】先用皂角烟熏患处，后以鹅胆汁调白芷末适量涂于患处。

【功效】适用于围产期痔疾外痔患者。

热烘法

◎ **热烘**

【组方】天花粉、儿茶、冰片各 10 克。

【用法】将天花粉、儿茶研细，再加入冰片共研混匀，将混合粉末均匀撒在一张纸上，上盖一层纱布并置于热炕上。患者裸露臀部坐在上面，使肛门会阴部紧贴纱布热烘。

【功效】适用于围产期痔疾。

♥ 爱心小贴士

围产期痔疾的心理护理

除了身体上的护理，对围产期痔疾患者的心理护理也是极为重要的。心理护理的基本方式是心理支持与心理疏导。

（1）理解与尊重

围产期妇女会发生一系列的生理上和心理上的变化。患病期间，患者可能会产生焦虑、紧张、恐惧等情绪，作为护理人员或是亲人朋友，应保持耐心和冷静，给予充分的理解，并允许她们倾诉或是发泄，以利于消除心理压力。

（2）善于沟通

良好的沟通是展开心理护理工作的基础。沟通包括语言方面和非语言方面的沟通。在语言沟通方面，护理人员要认真倾听，注意讲话时语言要简洁、明确、通俗易懂，语调要自然、亲切、真诚，不要使用刺激性语言，并要避免可能会产生副作用的暗示性语言。非语言性沟通包括行为、举止以及表情等，护理人员的一举一动都会被患者关注，并且会对患者的心理产生影响，因而一定要给患者留下干净整洁、技术娴熟、亲切可信的良好印象。

（3）普及知识

在心理护理中，真正能打开患者心结的是相关的科学文化知识。详细介绍科学接生过程、先进设备功能、安全保障措施，以及医护人员的丰富临床经验，并认真回答好患者的具体问题，可以帮助缓解患者的紧张情绪和恐惧心理。

（4）做好家属工作

家属的态度和言行对孕妇是非常重要的。一定要了解孕妇家属的想法，耐心地做好其思想工作，帮助他们掌握有关的护理知识，使他们成为协助治疗的好帮手。

参 考 文 献

1. 秦芬.妇科病调治与生活宜忌.上海：上海科学技术文献出版社，2012

2. 张伟，林敬.妇科病防治调养一本通.上海：上海科学技术文献出版社，2011

3. 黎小斌，李丽芸.妇科病效验秘方.北京：化学工业出版社，2011

4. 田建华，张伟.妇科病居家调养保健百科.石家庄：河北科学技术出版社，2013

5. 罗颂平，朱玲.妇科病调养与康复.北京：世界图书出版公司，2008

6. 杨建宇.国医大师治疗妇科病经典医案.郑州：中原农民出版社，2013

7. 韩永梅.妊娠病方剂证治.北京：人民军医出版社，2014

8. 刘兰芳.妇科病中医诊治.北京：金盾出版社，2007

9. 邓高丕.妇科病中医治疗策略.北京：人民军医出版社，2011